デジタル公害

ケータイ・ネットの環境破壊

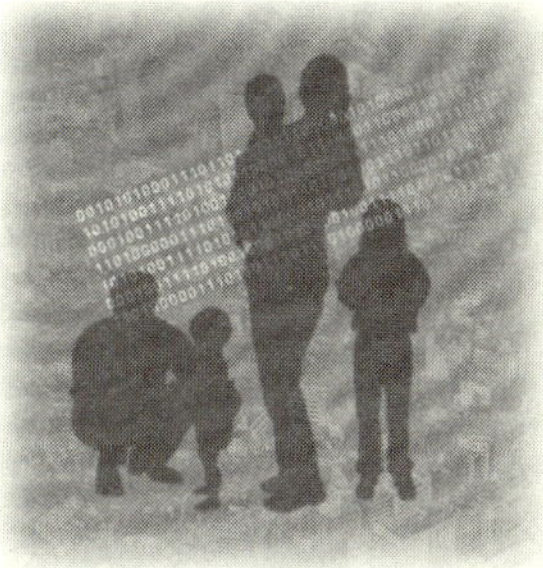

懸樋哲夫 著

緑風出版

まえがき　デジタル問題とは

世の中が「デジタル化」している、と言われます。テレビ放送も、携帯電話もアナログ電波からデジタル電波に変えられています。駅の改札は自動になり、図書館の本にはＩＣタグが付けられて管理されています。

デジタルの信号は記号化されたもので複製の際、劣化せず、記録し保存するのに適していることや、持ち運びにも便利なコンパクトさもあり、カメラはデジタルカメラにアナログレコードもＣＤに取って代わられています。

デジタル化とは何なのか、そしてそれが私たちに何をもたらすのか。デジタル化とは情報技術全般を指し示していることがあります。インターネットやＩＴ家電製品などに依拠しない生活をアナログ生活と呼んだりしますが、特にアナログ電波を多用することを意味するのではないでしょう。ハイテクを駆使する行為そのものがデジタルな行為という意味として使われ、それと対照的なものをアナログと称し、広がった解釈になっているようです。

デジタルの意味を技術革新一般にまで広げると、すでにイギリスの産業革命、それへの抵抗で破壊活動となった「ラッダイト運動」（一八一一年～一八一七年ごろ、織物工場などの機械化により、手仕事を奪われた手工業者・労働者らが機械を破壊した活動）など歴史上の出来事として知られていることもすでに「デジタル」が人間にもたらすものへの抵抗であった、と言えるかもしれません。

デジタルもアナログも日本語として定義が確定するまでには、ハイテク＝先端技術の変化が落ちついたものになったり、あるいはこのまま落ち着かないで、景気や株価のように乱高下を繰り返し続ける時間が必要なのでしょうか。

アナログ人間というと人間関係に情がこもっていていい人であるという意味があるかと思えば、場合によってはパソコンや携帯メールも扱えない少し能力が足りない人という自嘲気味、マイナスイメージで使われているこのごろです。

デジタルとアナログの違いは単なる電波の波形ではなく、「デジタル問題」の本質は、携帯電話を中心に、パソコン・インターネットなどのテクノロジーの進展とその限界で起こっている人間や社会の現象の中にあるもので、そこに視点を向けてみる必要があるようです。

便利さの追求が環境を破壊したり健康被害をもたらすばかりでなく、本来の人間関係や子どもの心などに悪影響を与えているのではないか、そしてそれは私たちが本当に望んだものだったのかどうか、それは気づかないうちに進行しているのではないのか、検討してみましょう。

すべての物にＩＣタグが付けられる社会

食品表示の偽装問題、輸入農産物の残留農薬問題、さらに、ＢＳＥ（狂牛病）の発生等、流通に関わる問題が続発しています。また子どもが犠牲になる誘拐事件なども不安を駆り立てます。その対策にもなるとして、米粒ほどの大きさのＩＣタグをすべての物、牛や豚や子どもにも取り付け、情報を管理する「ユビキタス・コンピューター革命」なるものが提唱されています。

「ユビキタス」とは近代ラテン語で、日本語にすると「遍在」となり「どこでも」という意味になります。その情報を流通社会全体で利用しようというものです。

そのメリットとして、まず生鮮食料品の流通過程を追跡（トレーサビリティ）し、農産物や肉、魚など産地、生産者、農薬、肥料などを確認でき、消費者は小売店の店頭に置かれた読み取り機などを利用してＩＣタグから情報を読み取ることができる、などと言われています。

トレーサビリティとは、「跡をたどれる、さかのぼって調べられる、認められる」という意味で、食品などではどのようにして、どこで作られかを知ることができるような仕組みです。スーパーや生協などで実証実験が行われています。

このＩＣタグを電波や磁気などを用い近距離の無線通信によって情報をやりとりする技術は、ＲＦＩＤ（Radio Frequency Identification）と呼ばれています。アメリカ、ニューヨーク州バッファローにある幼稚園児から八年生までが通う学校の四二二人の生徒や児童は、自分の写真と名前、学年が印刷された小さなプラスチック製カードを首にかけて通っています。RFIDのチップは、このカードに埋め込まれています。校舎の出入りの際、時刻がデータベースに記録されるという仕組みです。

プライバシーを尊重する市民団体は、この埋め込み式のマイクロチップが人々をひそかに追跡する目的で使われるのではないかと懸念しています。生徒が持つRFIDタグは一つ三ドルで、これはテキサス州ピーマ郡刑務所で受刑者たちがはめているリストバンドに使われているものと同じものです。また在イラク米軍の負傷兵や戦争捕虜の追跡にも使用されているということです（『ホットワイヤードニュース』二〇〇三年十月二十四日）。

さらに、スーパーの商品すべてにICタグが付けられ、会計がレジを通さずに銀行口座からカード決済、などといったことも当初言われていましたが、ここまでは当分の間、実現しそうにはありません。しかし、すでにスーパーで発行するポイントカードによって顧客情報が集められています。

ICタグの落とし穴

スーパーの顧客へのサービスとしてのポイントのカウントは、社会統計分析ソフトを使って、世帯人数、収入、趣味などを割り出すことが簡単にできるようになっています。9・11同時多発テロの直後、米のスーパーはＦＢＩに対して情報提供を申し出た、ということです。

この技術の推進活動は、私たち消費者のほとんど知らないうちに進められており、個人情報の管理や監視されるリスクなどについての大きな問題点があります。例えば書籍のすべてにＩＣタグが付けられた場合、私たちの持ち歩くバッグの中にどんな内容の本を持っているか見ようと思えば見られてしまう状態となり、わざわざ公開して歩くようなことになります。本以外にも市場に流通する衣類、食料品などあらゆるものに取り付けられるとすれば、ふだんの生活習慣から健康状態まで個人データのすべてが盗み出される可能性があります。

産業技術総合研究所の高木浩光チーム長は「本は思想にかかわるものであり、誰が何を持っているかわかるというのは歴史上大きな変革点になる。これを消費者が受け入れられるのか」と問題を指摘しています。

アメリカでは以下のような五つの「ＲＦＩＤ権利章典（Bill of Rights）」が提唱されています（ＭＩＴ、シムソン・ガーファンケル氏）。

(1)　ＲＦＩＤが利用されているかを知る権利
(2)　商品を購入の際ＲＦＩＤを除去もしくは止めることができる権利
(3)　ＲＦＩＤをはずしても利用できる権利
(4)　ＲＦＩＤに蓄積されたデータにアクセスできる権利
(5)　ＲＦＩＤがいつどこで誰に読み込まれたかを知る権利

普及するなら必須と思われるこのような条件は、これまでのところまったく保証されることもなく進んでいます。

また外出中に携帯電話から自宅の家電製品に指示を送ることができるという機能なども、ハイテクで便利な生活になることがメリットとして言われています。これについては、「セキュリティに関してはお風呂やキッチンにもコンピュータが入るのだから、愉快犯がハッキングして突然シャワーから熱湯を噴き出させたり、外出中にキッチンを火の海にするなどということが行えるかもしれない」といったことは、提唱者の著書（坂村健『ユビキタスコンピューター革命』）にも問題点として記されています。しかし、これをさらに「ユビキタス」で解消できる、としているところが危ういところです。

消費者がどう感じているのかについては、情報化の進展で八割が「生活が便利になる」と答えている（野村総研が二〇〇二年九月、全国二四〇〇人に実施したアンケート）一方で、「新しい犯罪が増えそうで不安」「プライバシーが侵されそうで不安」という人は約九割だった（『朝日新聞』二〇〇三年十一月十二日）と出ています。

「ユビキタス経済波及効果三十一兆円」とはじく総務省

こうした問題山積で実現不能かとも思われる計画にも、総務省はその実証実験などに予算を惜しみなく注ぎ込んでいます。総務省の平成十九年度の予算案の中には、「通信・放送融合・

連携の推進」として、ユビキタスネットワーク整備三九二億円、ICタグ利活用の高度化・利用環境整備八六億円という費用が組まれています。

総務省は二〇〇三年八月、「ユビキタスネットワーク時代における電子タグの高度利用に関する調査研究会」（産業界と大学教授ら三四人で構成）による中間報告書を発表しています。二五例ほどすでに実用されているものを概説し、またICタグの形状、種類も一覧表になっており、周波数別の用途なども明らかになっています。

この報告書で「電子タグの経済波及効果」として「……進捗度合いにより大きくことなるが、活用ネットワークの拡大等が可能かどうかにより、これらの活用が進まない場合は、二〇一〇年（平成二十二年）において、九兆円、進む場合は、三十一兆円が見込まれる」と記されています。

報告書ではさらに、「産・学・官・ユーザーが一体となった推進体制の確立」のために、業界横断的な情報交換、研究開発・標準化、を推進するためにユーザーの意見を取り込んでいくことを提唱し、「セキュリティやプライバシー等の社会的受容性への課題に対応して……」意見交換を推進のための課題として挙げています。

否応なしにテレビがデジタルに移行、巨額な費用、大量廃棄物

現在、私たちの見ているアナログテレビ放送は二〇一一年七月で終了し、すべてをデジタル地上波放送（地デジ）に切り替える計画が進行しています。テレビを見続けるためには、すべての受像機の買い替え、またはチューナーの取り付けが必要で、新たなアンテナ工事も必要です。この切り替えは予定通りにうまくいくのでしょうか。何のためにこのようなデジタル地上波への変換を行うのでしょうか。地デジのメリットとしては高画質、データ放送、携帯電話向けのテレビ放送（ワンセグ）、双方向などがうたわれています。

総務省や放送各局のPRによって、二〇〇七年末までに累計で約三〇〇〇万台のデジタルテレビとチューナーが販売されました（電子情報技術産業協会調べ）。しかし日本中の家庭に設置されているテレビの総数は一億三〇〇〇万台と言われており、アナログ電波の停止までもうあと三年の段階でそのうち約一億台が残されています。

かつてカラー放送が始まったときには白黒テレビが映らなくなるようなことはありませんでした。しかし今度の地デジへの切り替えはこの一億台のテレビが粗大ゴミになる計算です。カラーテレビが普及し、すべての放送が白黒からカラーに切り替わるのに二十五年を要しましたが、今回の場合、数年で行おうとしており、大きな無理があると指摘されています。これまでのテレビを捨て、多額の負担を強いられ、このような「メリット」を得たいとどれほどの消費者が望んでいるのでしょうか。二〇一一年の停波がどれだけ知られているかについて、二〇〇五年の調査ではわずか九・二％でした（総務省）。これが二〇〇七年五月に発表された調査では六〇・四％に上がっているのですが、対応受像機の世帯普及率は二七・八％に留まっています。（地上デジタルテレビ放送に関する浸透度調査の結果http://www.soumu.go.jp/s-news/2007/pdf/070507_1.pdf）

データ放送はこれまですべて失敗に終わっています。ワンセグは携帯電話のものであり受像機の買い替えとは関係ありません。双方向といったところで、個人的な質問に常に答えてくれるわけではないでしょう。唯一メリットと言えそうな「高画質」と言っても大型の画面でなければほとんど見分けがつかないほどで、所詮本物の景色にはかないません。これに多額の消費者の浪費が強要されることになります。アナログ停波の周知PRが各放送局で盛んになっていますが、消費者の望んでいないことの現れであり、一方通行の活動になっています。

アンテナ工事に多額の費用

また東京タワーに代わる高さ六〇〇メートルと言う地デジ用電波塔、新東京タワーが墨田区に計画されています。しかし、このタワーができたとしても、全国で山間部など最大六〇万世帯に地デジの電波が届かず視聴できない〝地デジ難民〟がでる可能性が、総務省の調査で報告されています。新聞各紙にも「全国の民放テレビ局による地デジのための投資総額が、二〇〇三年時点での計画から二三五〇億円増え、一兆四四〇億円に膨らんだ」と報じられました（『日本経済新聞』九月十三日）。

個人宅のアンテナも工事の費用はばかになりません。ある新築の家ではテレビのある三つの部屋の配線にブースターの取り付けなどの工事で一一万円かかった、との例が紹介されています（『朝日新聞』二〇〇七年十一月五日）。

集合住宅などの一例では、一四〇戸ほどのマンションでブースターの交換などの工事費用に一二〇万円かかっています。建物の状態で費用は大幅に変わることになります。中小の賃貸住宅などはこれをオーナーがすべて負担することになるわけですが、どこまで可能なことなのでしょうか。

デジタル公害　ケータイ・ネットの環境破壊　目次

第2章　暮らしの変化と混乱

■■■第3章　子どものこころ■■■

■■■第4章　携帯電話は災害時・緊急時に役立つか■■■

第5章 環境汚染 161

第6章 平和を脅かすケータイ 175

■■■第7章　くらしとコミュニケーション■■■

第1章　デジタル電磁波は危ない？

携帯電話安全性への疑問

安全だということが前提で使われている携帯電話ですが、使用が長期に及ぶと脳への影響が心配され、ひどい場合は脳腫瘍になるのではないか、という危険性の指摘があります。

爆発的普及からまだ年数が経過していないため、長年にわたって携帯電話を使用し続けた場合にどのような健康被害が起きるのかについて調査は多くありません。普及から間もないころから「十年、二十年使用した後の被害は不明だ。」と心配する声は出されていました。

健康被害が出た後でなければわからないということでは、他の公害事件のように犠牲者を増やすだけです。安全性はどのように検証されてきたのでしょうか。

まず、携帯電話の電磁波が悪影響を及ぼすかどうかの研究が細胞実験でも行われています。変異細胞が生じていればガンの要因になり得ると見られ、脳腫瘍へつながることも考えられます。実験室環境で、すでにＤＮＡを傷つけることも明らかになっています。この研究は、欧州七カ国、一二の研究グループが参加し、四年がかりでＲＥＦＬＥＸプロジェクトと呼ばれる機関によって行われたものです（二〇〇四年十二月）。これらの内容は後述します。

これより前に「携帯電話により頭痛が増加している」という調査報告もありました（九八年六月、スウェーデン、ノルウェー合同調査）。通話時間が長いほど頭痛を訴える人が多くなっている、というものです。この調査では、携帯電話のデジタルとアナログに分けて比較しており、デジタル型の方が問題があることが明らかになりました。最近の携帯電話はすべてデジタルになっているので心配になります。

また血管の脳への入り口には脳組織を守るためのフィルターである「脳関門」という器官があり、ここが影響を受けているかどうか調べられています。この機能が不十分になれば血液中に含まれた有害な化学物質が脳へ入り込むことになり、それが蓄積して障害が起きることも考えられます。

他にも携帯電話を常時携帯している男性の精子の数が通常人の三〇％近くまで減り、その生殖能力も減る、との報告もあります。

これらの懸念材料もまだ不明とされている段階です。それは同時に安全性も確立しているわけではないことを示しています。現れる症状は頭痛、という程度であっても長期に使用するとどうなるのか、いずれにしても安全性についての確証は得られていないのが現状なのです。

デジタル電波の健康への影響

携帯電話はいつのまにか、ほとんどすべてデジタル化されました。テレビ放送もデジタルに変わり、携帯電話でテレビの画像を見ることができるという「ワンセグ」もデジタル電波によって可能になっています。

しかしこのアナログからデジタルへの移行は、健康への影響という点で問題なしといえるものなのでしょうか。これまで普通に使用されてきたアナログ信号は自然界や人の体の中にも存在し、いわば生命は太古その発生からつきあってきたものでした。病院の検査で測られる脳波、心電図、筋電図など人の臓器から出される電気信号は当然すべてアナログになっています。しかしデジタル信号は人工的に変形されており、私たちは体験していなかった種類のものなのです。

最近、海外で報告されている携帯電話の電波による健康影響は、ヨーロッパ規格のＧＳＭ携帯(注)の調査をはじめとしてすべてデジタルの電磁波を検証しようとしているものです。

注：ＧＳＭ（Global System for Mobile Communications）ヨーロッパで始まったデジタル方式携帯電話の統一規格で、国が変わっても使用できる。アジア、アフリカ・オセアニア・ラテンアメリカ・北米の一〇〇以上の国でサービスが行われている。

デジタル化された信号の周波数は、もとのアナログ信号の周波数のほかに、多数の同型の周波数が広く分布して存在するようになります。そしてアナログ信号に比べてデジタル信号は間欠的になる結果、強さについては同じ情報量で一〇分の一程度に減少するのです。

総務省が定めている電波強度の基準値は平均電力であり、数値は平均値でとらえてみています。これまでの計測方法だと、間欠的な電波の最大強度が問題にされることはありません。どんなに瞬間的に強いデジタル電波が使用されても最大値で見られることはないのです。この瞬間的で間欠的なデジタル信号はこれまでの計測方法だと数値としてさえ出てこない程度になっていることも考えられます。

このことは基地局アンテナやデジタル地上波放送の問題と共通です。現行の基準はあくまでもアナログ電波を前提としたもので、デジタル電波を想定していなかったものです。電波の情報量が影響に比例していると仮定すると一〇倍の量が法的にクリアされることになり、これまでの基準はデジタル電波にとって甘くできているということになります。デジタルの電波の健康影響は検証されていないのです。

十年以上使用で脳腫瘍が増加

携帯電話を長年使い続けると脳腫瘍のリスクありとの疫学調査での報告があります。二〇〇四年十月に発表されたスウェーデン、カロリンスカ研究所の報告です。アナログ時代からの通算時間での統計であり、デジタルとの区別はされていませんが、長年携帯電話を使用し続けた場合にどのような健康被害が起きるのかについて調査の件数が少ない中で、十年以上使用すると脳腫瘍リスクが高まるとの内容です。このとき欧米各国ではこのニュースが駆け巡りました。

この調査は、「約一五〇人の聴神経腫の患者と六〇〇人の対照者がこの研究に参加、病気になる十年以上前から携帯電話の使用を開始した個人については、聴神経腫のリスクが概ね二倍となった。携帯電話端末を頭のどちら側で使っているかについて考慮したところ、いつも決まった側で携帯電話を使っている場合は、聴神経腫のリスクが概ね四倍になることが分かった。携帯電話を使用しない側ではリスクの増加はほとんど見られなかった」と報告しています。聴神経腫は一年に大人一〇万人あたり一人以内という少ない発症の良性腫瘍で、聴覚の神経に発生して通常数年間ゆっくり成長します。

アメリカの『マイクロウェーブニュース』誌は、この報告について「結局、携帯電話はガンのリスクがあるのだ。研究所の疫学者らは携帯電話が聴神経腫瘍の発症を増加させることを発見した」と紹介しています。この発表は米国ではNBCテレビ（十月十五日）、英国ではBBC（十四日）で報じられましたが、日本ではまったく報道されませんでした（月刊誌【THEMIS】十二月号に紹介されたのみ）。

『エピデミオロジー（疫学）』誌十一月号発表論文で、環境医学の研究所であるカロリンスカ研究所のアンダーズ・アールボム教授（同研究所副所長）は「これらは強力なデータだ。いかに強力かは発表後に合意がされていく中で定まっていくだろう」と語っています。この研究はたフランスのリヨンにある国際がん研究機関（IARC）による一三カ国連携の国際共同疫学調査「インターフォン研究」の一部として取り組まれているもので、携帯電話の脳腫瘍などとの関連を調査しています。

この報告で、腫瘍が携帯電話によるものだということをより確かなものにしているのが、聴神経腫の患者への調査です。携帯電話をいつも頭の同じ側で使ってきた人の聴神経腫は携帯電話を使用していない人との比較ではおよそ四倍増であったということです。これと同様に一九九九年五月、スウェーデンのレナード・ハーデル博士の研究がすでに報告されていて、同博士は「携帯電話を使用している側の脳にガンが二倍半発達している」と述べています。

北欧五カ国研究でも十年以上の携帯使用で脳腫瘍増

北欧五カ国が指揮した研究では、携帯電話の使用と悪性脳腫瘍との関連について十年以上の長期の常時使用で悪性腫瘍と呼ばれる神経系統の腫瘍の発症が四〇％ほど増えたことを明らかにしています。研究の結果は二〇〇七年一月十九日の『国際ガンジャーナル』で発表されました。

携帯電話の長期の使用者には、それを手に持つ方の頭の側に特定の脳腫瘍が有意に発症することも示されています。この研究は、デンマーク、フィンランド、ノルウェー、スウェーデン、イングランドで実施された大規模なものです。継続的な通常の携帯の使用で、脳腫瘍のリスクは見られませんでした。ただひとつ表れたのは十年以上の使用者の影響の可能性でした。携帯電話を持っている頭の側の腫瘍のリスクのわずかな増加を彼らは発見したのです。

このデータは、携帯電話使用者へ聞き取りアンケートをして集められたもので、この方法では結果の信頼性に影響します。参加国の調査データはフィンランド放射線・原子力安全センター（ＳＴＵＫ）によって分析されました。二〇〇〇年から二〇〇四年の間の一五二一人の悪性脳

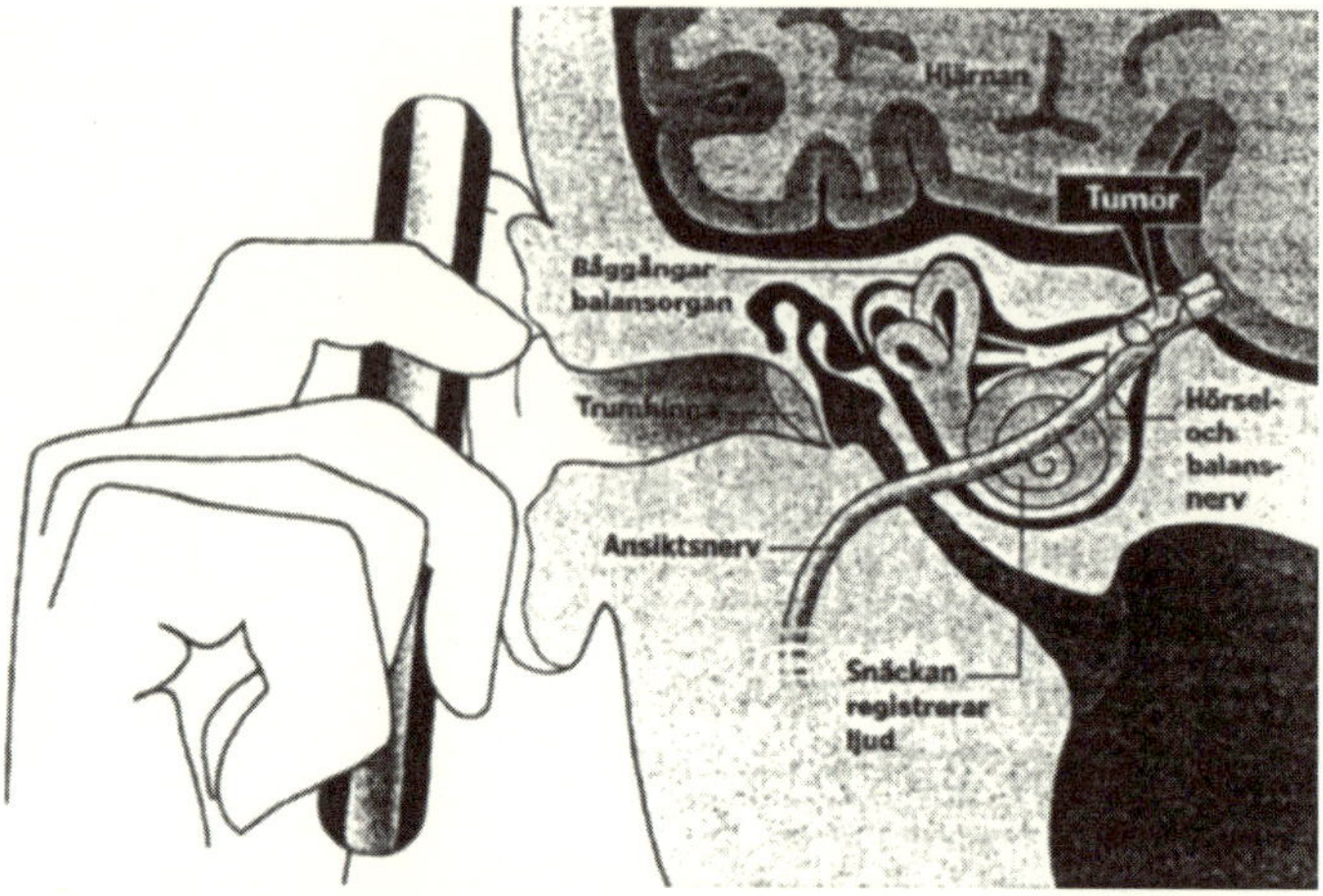

スウェーデンの新聞「SVENSKA DAGBLADET」から

腫瘍の患者と三三〇一人の健康な対照者を調査したものでした。十年以上の長期使用者の数は前の研究より二二二人も多くなっていたということです。

　このＳＴＵＫの調査をしたアンシ・オビネン（Anssi Auvinen）教授はもっと調査データが必要だと言っています。一四カ国で集められているデータをもとに携帯電話の使用と脳腫瘍の関連についての国際研究の完了が待たれます。この新しい調査は、頭に携帯電話からの電磁波を浴びることで特殊な脳腫瘍のリスクが増加するかを研究するもので、この分野の研究としては二つ目です（『サイエンスデイリー』二〇〇七年一月二十七日、『ザ・テレグラフ』一月二十六日などから）。

　また、スウェーデン国立労働生活研究所による（二〇〇三年、二〇〇五年、ハーデルら）調査では、頻繁に携帯電話を使う人のガンのリスクは二・四倍高まるという結果が出ています。特に携帯電話を使用する側にガンができやすいとのことです。

この研究は頻繁な携帯電話の使用と特定なガンとの間に因果関係があるかどうかを調べることを目的とし、ガンと診断された患者二二〇〇人と同数の健康者を使って行われたコントロール・スタディーです。電磁波被曝の実態は郵便によるアンケートによって調べられ、時には電話での質問も用いられました。診断の年に関しては、バイアスがかからないように統計的処理がなされました。

研究班をリードした一人、キール・マイルド氏も、この研究結果の数字を見る限りでは「頻繁に携帯電話を使う人は、使う側に悪性の腫瘍が二四〇％できやすい」と主張しています。このスウェーデンの研究チームが行った調査は、最近の調査の中でもっとも大規模なものであり、その結果はより信憑性のあるものと言えるでしょう。

ここ数年でほとんどデジタルに切り替えられた携帯電話の電波の影響については、この後さらに十年以上先にならなければ腫瘍のリスクなどとして表面に出てくることはないかもしれません。

携帯電話で頭痛、薬品なら副作用

脳腫瘍の原因となると、因果関係の立証は大変困難な時間のかかる作業を要することですが、もし頭痛など即時的な症状が確かにあるとすれば、何らかの深刻な障害も考えるべきでしょう。携帯電話を使用している人が頭痛を訴えることは実際よく耳にします。中学生や高校生の子を持つ親から相談を受けることもあります。しかしそれが携帯電話と関連があるかどうかを個人として証明をすることはなかなかむずかしいところです。

「携帯電話により頭痛が増加している」という報告が九八年六月にありました。スウェーデン（一万一九二二人）とノルウェー（五〇〇〇人）での大人を対象とした合同調査結果です。二分以内と使用時間の短い人での頭痛・発生率を一とした場合の増加率です。表をご覧いただければ通話時間が増えるほど頭痛を訴える人が多くなっていることがわかります。

またもっとも注目すべきことはデジタル携帯電話の危険性についてです。アナログよりもデジタル型の方が電磁波被曝の数値としては少ないのに頭痛の増加率はほぼ同じになっています。ということはデジタルの方が頭痛を多く起こしており、危険性もデジタルのほうが高いことを示しています。

このように脳への影響については、海外の研究者から悪影響を示す報告がある一方、そうではないとする日本の総務省の報告があります。また脳が異物の侵入から守ろうとする脳関門への影響、脳腫瘍にもつながるのではないか、DNAに損傷を与えるのではないか、といった報告がある一方で、影響がないとする報告もあり、基本的な点で議論の只中にあるというのが現状です。長期的な影響でなく、すぐに発症する症状として、頭痛や吐き気、睡眠障害などにつ

携帯電話使用者の頭痛の増加率

（スウェーデン・ノルウェー合同研究報告：1998.6）

使用時間（分／日）	アナログ型携帯電話		デジタル型携帯電話	
	スウェーデン	ノルウェー	スウェーデン	ノルウェー
＜2	1.00倍（95％信頼区間）	1.00倍（95％信頼区間）	1.00倍（95％信頼区間）	1.00倍（95％信頼区間）
2～15	1.81（1.22～2.69）	1.81（0.82～3.93）	1.49（1.02～2.19）	1.94（0.90～4.20）
15～60	3.24（2.12～4.95）	3.31（1.53～7.13）	2.50（1.66～3.75）	2.69（1.24～5.88）
＞60	3.40（1.43～8.12）	6.36（2.57～15.8）	2.83（1.37～5.85）	6.31（2.35～17.0）

増加率は相対危険度（RR）

いても影響があるとする指摘もされています。しかしそれも広く認められているわけではありません。多人数を対象としての調査が必要です。

他にも携帯電話の電磁波による生物学的影響を示す報告は、これまでに数多く出されています。表は二〇〇〇年六月にオーストリアので開催されたザルツブルクで開催された国際会議でシンディ・セイジ（米国）が報告したものです。

この電磁波の安全性と携帯電話の発売について、薬品を例に考えると、安全性が軽視されていることがわかります。薬品の場合、一つの新しい成分の錠剤が販売される前には効果があると海外で評判の薬品でも安全性のテストが長い時間をかけて行われ、国の認可を受けなければなりません。医療現場では待ちきれない、ということもよくあります。しかし携帯電話が発売される前に安全性テストは世界のどこでも行われなかったのです。

「頭痛が起きる」「めまいがする」「脳腫瘍の可能性があ

る」などがこのテストで確認されたら発売に至ることにならなかったかもしれず、少なくとも副作用としての注意書きがされていなければなりません（米、カーロ博士『携帯電話――その電磁波は安全か』を参照）。頭痛だけですむならまだしも、細胞組織、遺伝子を破壊していたら……。

指針値以下でもDNAを損傷

携帯電話が発する電磁波が体細胞に影響を及ぼし、DNAを傷つけるかどうかは大きな関心事でしたが、このことが実験室環境で示されています。EU（欧州連合）から出資を受けて実施されたこの研究はREFLEXプロジェクトと呼ばれ、欧州七カ国の一二の研究グループによって四年がかりで実施され、二〇〇四年十二月二十日に発表されたものです。

報告は典型的な携帯電話の電磁場にさらされた細胞では、DNAの破損が大幅に増えたことを明らかにしています。「その後の世代の細胞にも損傷が残った」とプロジェクトリーダーのフランツ・アドルコファー教授は語っています。変異細胞はガンの要因になり得ると見られています。

この研究で使われた電磁波の強さSAR（注）レベルは〇・三～二W／kgでした。大半の携帯電話のSARレベルは〇・五～一W／kgなのでこれとほとんど変わらない強さです。

注：SARは、脳の組織に吸収される電磁波エネルギーの単位重量あたりの大きさを測定し、W／kgという単位で携帯電話各機種の電磁波、つまりマイクロ波の強度を表すのに用いる。

結果は現在の指針レベル以下でも、培養細胞に遺伝子損傷が生じることを示しています。日本で現在使用されている指針は二W／kg、アメリカで一・六W／kgですが、これより低いSARレベルでDNA損傷が起きていたことが示されました。

アドルコファー教授は、携帯電話の使用に関して、固定回線電話が利用できるときには携帯電話を極力使わないようアドバイスするとともに、可能な場合はいつでも、携帯電話にヘッドセット（イヤホンマイク）を接続して使うよう推奨しています。

細胞には遺伝子切断などの傷害を修復する働きが備わっており、これが正しく働けば実質的な健康影響は生じないかもしれません。この研究では、この修復は十分に働かず、大きく残ってしまっていることが明らかにされたわけです。実験では、五分曝露、一〇分中断の間欠曝露条件で行われましたが、連続曝露でも遺伝子損傷の増加が確認されています。

アドルコファー教授のこの研究報告は、ドイツではテレビでも紹介されました。日本のNHKに相当するARDが二〇〇三年九月、特集「携帯電話でスモッグ」と題する番組で放映したもので、ドイツでの研究、電磁波過敏症問題、そして基地局の反対運動も映し出しています。映像の中には、携帯電話基地局に反対する人たちが松明を持ってデモ行進している姿があり、ドイツでは六〇〇〇万人が携帯電話を利用していること、電磁波過敏症を訴える女性は以前教師をしていたが体調が悪化し退職したこと、バイエルンにある病院では様々な過敏症患者の治療に取り組んでいる、等々が放映されました。

脳関門への影響は

血管の脳への入り口には、脳組織を守るためにいわばフィルターである「脳関門」という器官があります。ここが影響を受けて正常な機能が阻害されれば、血液中の有害な化学物質が脳へ入り込み、悪い影響を与えることになると考えられます。このことから電磁波が脳関門に影響するかどうかについて内外で動物実験が繰り返し行われているわけです。

日本の郵政省（当時）の「生体電磁環境研究推進委員会（委員長：上野照剛　東京大学教授）」は、一九九八年九月「携帯電話の電磁波は脳関門に影響がない」と報告しています。それは「ラットを用いた短期間の電波ばく露実験の結果、携帯電話に関する防護指針の強度レベルで、血液-脳関門に障害を及ぼすような影響が引き起こされないことを確認した」というものです。

注：脳関門（BBB：blood-brain barrier,）：脳、中枢神経系に血液中の物質流入を選択し制限するシステム。大小にかかわらず多くの蛋白質や、荷電しているイオンは、血液循環から脳に入ることができない。この働きにより脳の機能と安全が維持される。

一方これとまったく反対にマイクロ波が脳関門に影響しているという報告があります。一九九四年スウエーデンのリーフ・サルフォード博士（ルンド大学神経学科）の研究グループが、九一五メガヘルツ（MHz）のマイクロ波でSAR値〇・〇一六から五W／kgの間のいくつかの高周波にさらしたところ、ラット一八四匹のうち五四匹について脳関門が正常に機能しなかった結果が見られたというものです。

サルフォード博士は二〇〇三年一月にも、携帯電話程度の電磁波が成長中のラットの神経細胞を破壊し、脳関門の機能を不完全にすることを報告しています。

研究グループは異なる強度や変調を加えた九一五メガヘルツの高周波電磁波を一六〇〇匹以上のラットに照射する実験を行い、パルスを変調した高周波電磁波（ＧＳＭ携帯電話からの電磁波も含まれる）の持続的照射によって、血液‐脳関門が開き、動物自身のアルブミンが脳内の血液に溶け出し、周辺の毛細血管の神経細胞などに集積することが分かったということです。

アルブミンのような比較的大きな分子が血液‐脳関門を通り抜けるのですから、その他のたくさんのより小さい分子は、毒性のものも含めて当然通り抜けるであろうと推測しています。このラットの脳組織内に漏出したアルブミンが、流出した箇所の神経にダメージを与えることを発見したのです。このサルフォード報告が英ＢＢＣ放送では「携帯電話がアルツハイマーの発病を促す」として報道されました（二〇〇三年二月五日）。

これらの報告の通りマイクロ波の影響で脳関門が正常に働かないとすれば、運ばれた有害な化学物質が蓄積し重大な悪影響を及ぼすことも考えられるということになります。

熱により白内障に

携帯電話で話をしていると耳のあたりに熱っぽい感じがする、という話をよく聞きます。これが本当なら大問題です。熱が起きるようなマイクロ波の強さがもし携帯電話によって頭にもたらされるなら、それは議論の余地なく問題だということになります。

マイクロ波の危険性については、第二次大戦中のレーダーが開発されたばかりのころ、兵士の失明などの事故から軍の内部ではよくわかっていたはずです。そこで安全のための基準値作りの考え方は、浴びても熱を起こさない程度になるようにするというもので、アメリカ軍は基準を一〇ミリワット（一平方センチ当たり）としました。一九五七年のことです。翌年、ソ連（当時）はこれの一〇〇〇分の一、つまり一〇マイクロワットという厳しい基準を作ったのですが、その根拠となったのは「熱」ではなく、多数の人の影響を見てその生理現象に変化が現れるかどうか、によるものでした。「熱」だけではない「非熱」の効果があることが基準の基礎にあります。これで基準値に大きな開きができたのです。

戦後、レーダーのメーカーが電子レンジを作り、一般家庭にもマイクロ波が進出、出始めの頃から白内障などの事故を発生させていました。そもそも日本でも電磁波規制値を最初に定めることになったのは目への影響を防ぐことでがきっかけでした。当時の通産省によって五センチ離れたところで一ミリワット（mW／㎠）が設定されています。

同様のマイクロ波を発生させる携帯電話によっても白内障が起こりうることは懸念されていて、各国の基準値なども熱の発生しない程度の強さという設定がされています。今はこの基準値以下ならこうした障害はおきないことになっていますが、目と睾丸は血流が少ないため、熱がかかるとダメージが残りやすく障害が起きることになったのです。また浴びた後にすぐに現れず、長年を経過して生じる影響もありえます。実際、現状の携帯電話の電磁波強度でも白内障が起こりうるという研究報告が出されています（イスラエル・テクニオン大学）。

携帯電話のマイクロ波によって熱は発生しないことになっているわけで、もし使用中に電話機そのものの熱さではないのに、耳のあたりが熱くなるのだとすれば、基準値もクリアされているのかどうか検証される必要があります。

ＴＢＳラジオの子ども電話相談室で小学生の女の子から「携帯電話で話していると耳が熱くなるのはなぜですか」とありました（二〇〇五年十二月）。先生方の答えにも、少女は「普通の電話だと熱くはならないので」と納得しませんでした。

携帯電話で精子の減少

熱の影響を受けやすいのは、目だけでなく、大人の男性の問題もあります。

携帯電話を常に持ち使用している男性の精子の数が三〇％近くまで減り、生殖能力も減ることがわかったという研究結果が報告されています（二〇〇四年六月、セゲド大学、フェイエス博士）。マイクロ波の熱に弱いもう一つの問題です。報告によると男性の生殖能力が携帯電話から発せられる電磁波によって弱められることを初めて示したものです。ズボンやベルトにつけたケースのポケットに携帯電話を入れていると最も危険性が高いと考えられます。

研究の詳細は二〇〇四年六月二十九日にベルリンでの生殖の専門家らの国際科学会議で発表されました。二二一人を対象に携帯電話を多く使う人とそうでない人の精子を十三カ月間比較したところ、ほとんどの時間、携帯電話を身につけているヘビーユーザーは、十三カ月で精子が三〇％近く減少。また生き残った精子の多くに、生殖能力の弱った変則的な運動がみられたということです。

「携帯電話を長期的に利用すると、精子の生産や男性の生殖能力に対して濃度と運動性を悪化させるという負の影響が及ぶ可能性がある」と博士は指摘しています。

これまでとは異なり、この研究では待機モードであっても影響が生じるとしています。つまり通話していないときにも、携帯電話は最も近い基地局と接続するため常に発信しているからです。

アメリカの「クリーブランド医療基金」の調査では、携帯電話を一日あたり四時間、あるいはそれ以上使用する男性の精子の数は標準より減少しており、運動能力が低く、質も劣るものであると報告しています（ＢＢＣニュース二〇〇六年十月二十九日）。これは三六四人の男性を対象としたオハイオ調査報告書で、ニューオリンズで全米生殖医療学会に提出されたものです。一日あたり四時間以上、携帯電話を使用するヘビーユーザーの精子は、一cc当たり五〇〇〇万とその数が最も少なく不健康なものになっていて、一日あたり二時間から四時間使用する男性の平均は一ccにつき六九〇〇万でまずまず健康といってよい状態でした。携帯電話をまったく使用しないと言っている対象者の平均は八六〇〇万と最も多く、その質が一番高かったとしています。

これに対してイギリスの専門家は、使用している時は電話が睾丸からは離れているので携帯電話が原因であると考えるのは疑わしく、オフィスワーク中心の生活に起因するのではないか、と批判しています。もし頭のところで電話機を持って会話するなら、睾丸に直接影響があると考えるのは理にかなっていないというわけです。しかしこれも待機モードでの電磁波が関連しているかもしれません。

アトピー性皮膚炎、花粉症が悪化

携帯電話の影響は、携帯の長時間、長期の使用の場合から次第に、もっと身近で目に見える影響も観察されるようになってきました。

京都の木俣肇医師は、携帯電話の電磁波がアトピー性湿疹・皮膚炎症候群（ＡＥＤＳ）の患者に対して、皮膚のアレルギー反応を増加させることを、実験によって明らかにしています。海外では「アトピー性湿疹・皮膚炎症候群の患者における携帯電話の電磁波による皮膚のアレルギー反応の増加」と題するレポートで報告され、各国メディアでも取り上げられています。

木俣肇医師は五二人のアトピー性皮膚炎の病歴のある患者に対して実験を行い、半数には携帯電話の電磁波を一時間浴びせ、もう半数には何も浴びせないという方法で比較しました。実験は被験者が携帯電話を使用されているかどうかわからない状態（盲検法）で行われています。この実験によって、携帯電話は血液の中の化学物質のレベルを上げ、花粉症と喘息、アトピーのようなアレルギー反応を誘発することを発見したのです。

この報告は、携帯電話の電磁波の被曝は皮膚のアレルギー反応を増進していることをはっきりと症例で示していて、世界的にも注目されています。

また、電磁波が花粉症を悪化させる、という報告もあります。あらかじめスギ花粉に対する抗体を注射したモルモットにテレビの電磁波を浴びせ、スギ花粉を点眼すると、長い時間テレビをつけた後ほど結膜炎が重くなる、というのです。これは北里大学の眼科学教室の石川哲教授らの実験研究で、一九九一年に日本眼科学会で報告されました。この場合は携帯電話ではありませんが、低周波の磁場、電場も携帯電話から同様に出ていることから影響が考えられます。

白血病などのように長期にわたって電磁波を浴びた場合のリスクは、なかなかわかりにくく、これまで携帯電話の電磁波による長期にわたる影響の報告は、証拠として認められず、批判にさらされました。しかしこのように即時に影響が出てくるものはリスクの確かな証拠と見ることができます。

電磁波過敏症として頭痛やめまい、睡眠障害なども訴えられていますが、なかなか社会的に認知されていないのが現状です。壁剤や香料などにも反応してしまう化学物質過敏症の方が多くいますが、こうした人の場合、同時に電磁波にも過敏であるという訴えが多くあります。アトピーや花粉症などのアレルギー反応のあること、さらにそれらを同時に浴びた場合の相乗効果についても検証が求められます。

相乗効果：喫煙・酒とデジタル携帯使用で染色体に異常

電磁波だけなら健康影響が見られない場合も他の化学物質と同時に受けた場合、つまり相乗効果がどうなるかは知りたいものです。政府関係の研究だと単体だけの影響を見ていて、この効果についてはほとんど調べられていません。数少ない報告の中で、インドの北グジャラート大学生物科学部のガンデイアらの研究グループは「携帯電話使用者の中でも喫煙し常飲の人は、喫煙せず酒を飲まない人と比較して染色体の異常が多くなっている(注)」と報告しました。

注：携帯電話使用者の中でも喫煙し常飲の人は、喫煙せず酒を飲まない人と比較して二動原体染色体が有意な増加（P<0.05）を見せた。「環境健康展望」二〇〇三年六月「Environmental Health Perspectives・VOLUME111/NUMBER7 June 2003」

研究は二つの細胞発生上の変異を見る実験でした。二四人の携帯電話使用者のうち一二人はノンスモーカーでアルコール依存症でもなく、後の一二人はタバコを吸い、アルコール常飲者で、デジタル携帯電話を少なくとも二年以上使用していた人たちです。携帯電話の送信時の周波数帯は日本でも使われているものと同様のものでした。比較のために、健康状態、職種、職歴をはじめ、年齢、性別、飲酒と喫煙の習慣などは似かよっていて、携帯電話は使用していない別の二四人をコントロール群としています。

ちなみにアスベストの発ガンリスクではタバコを吸い、かつアスベストを被曝した人については五〇倍になる、という相乗効果が報告されています。アスベストだけでは肺ガンリスクは五倍で、喫煙だけでは一〇倍に増大するのですが、二つの組み合わせのリスクは足し算の一五倍ではなく、掛け算の五〇倍だったのです（Hammond, 1979）。また、喫煙とウランその他の採鉱から受ける放射能も、放射線被曝労働者に相乗効果を与える（Archer, 1973）、と報告されています。

さらに二ミリガウス以上の超低周波電磁波にさらされている人のうち、溶剤の汚染を受けるような仕事をしている場合には、神経膠腫（脳内の神経の結合組織の細胞内、またはその周辺組織にできる悪性の腫瘍）のリスクが五〇％以上も高く、殺虫剤や除草剤に汚染される人の場合、やはり電磁波との複合でおよそ倍になっています。鉛では複合的リスクは四倍近い増加を見せたとの報告もあります（二〇〇三年、スペイン国立疫学センターのマリナ・ポラン博士ら。一九七〇から一九八九年の間におけるスウェーデン人の就労男性でのガン発生を分析したもので、一五〇〇万人以上を対象）。

これらの研究では結論を出せないとしていますが、居酒屋でタバコを吸いながら携帯電話をかけている人もよく見かけるので、今後よく調べたほうがいいかと思われます。

写真：装置、人体模型に携帯電話の電磁波を当てて計測する装置

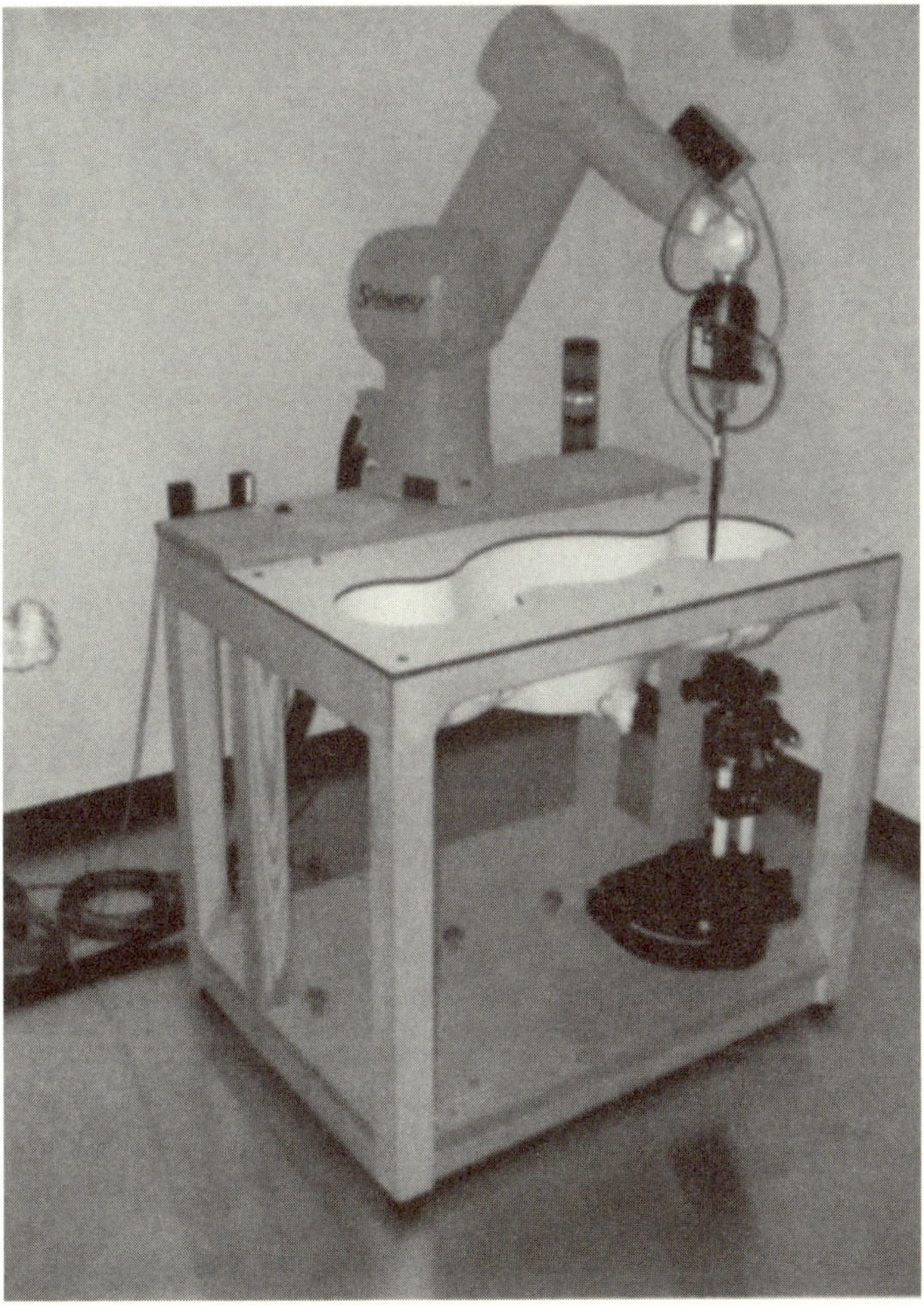

携帯電話の電磁波安全基準は

携帯電話の電磁波の強度は国際的に認められたSAR（局所吸収率）測定値を、各国がそれぞれの数値を定め利用しています。日本やEU諸国では、SAR最大値として二・〇W／kgを採用し、アメリカでは連邦通信委員会（FCC）が一・六W／kgとしています。

携帯電話を選ぶ際には、公表されている各機種のSAR値を確認して電磁波の低いものを選ぶことができることになっているわけです。メーカーのホームページをたどればSAR値はどこかに記載されています。

SARの測定は特別な計測装置が必要で一般の我々が簡単にできるものではありません（前頁写真）。人体、頭部にどれだけ電磁波が吸収されているかを模型を使って計測するわけです。

したがって携帯の各機種の電磁波強度はメーカーが自主的に計測し発表している数値を頼りにするしかないことになります。

TCOはSARを〇・八W／kgに定めている

日本では二W／kgと定められているこの基準値ですが、これに適合している携帯であれば安全なのでしょうか。

パソコンディスプレーの規格で良く知られるスウェーデンTCO規格は携帯電話の電磁波強

TCO規格の電磁波テストで12機種中６機種が不合格

TCOはスウェーデンで販売されている携帯電話12機種を対象にそれらが人間工学的なそして電磁波の要件であるTCO-01規格に適合しているかどうかのテストをした。10機種はGSM携帯電話機でノキアE60、ノキアE61などである。

＊うち6機種はすべての人間工学的な要件に適合していたが、すべての電磁波要件には適合していなかった。

BENQ-Siemens S68、Nokia E61、Qtek 8310、Sony Ericsson J230i、Sony Ericsson K510i、Sony Ericsson W810i、

＊うち5機種はすべての人間工学的な要件にもすべての電磁波要件にも適合していた。

Nokia 6103、Nokia E60、Qtek 8500、Samsung SGH-E360、SonyEricsson Z300i

＊１機種についてはすべての電磁波要件にもすべての人間工学的要件にも適合していなかった。

Qtek S200

【TCO規格はスウェーデンの労働団体の規格でパソコン、携帯電話などについて世界的に適用、使用されている。携帯電話のSAR値については0.8W/kgとなっている。】

度について【ＴＣＯ—〇一】を定め、この規格では〇・八Ｗ／kgを選択しています（上表参照）。

「ＴＣＯ規格」は、パソコンのディスプレーの基準値を五〇センチ離れた位置で二ミリガウス以下、同じ位置でも高い周波数（二～四〇〇キロヘルツ）については〇・二五ミリガウス以下を提唱していて、世界中のパソコンメーカーがこれに準拠していることを安全性の根拠としていました。

また、ドイツ環境省は電磁波発生の少ない携帯電話を推奨するために「青い天使マーク」を適用することを二〇〇二年七月に発表。

ＳＡＲ値の〇・六Ｗ／kg以下の携帯電話には申請によってこの「マーク」をつけ

0.0317W/kg	食餌と水分の摂取の低下。	Ray & Behari, 1990
0.3～0.44W/kg	脳の注意機能：反応速度の増加	Preece, 2000 Koivisto et al, 2000
0.3～0.44W/kg	脳の認知的思考：記憶回復に関連した知的作業に、携帯電話の使用が影響をもたらす。	Krause et al, 2000
0.037W/kg	超広域帯のパルスを毎秒600回30分照射した場合、一酸化窒素合成阻害物質でもたらされたマウスの活動亢進が抑制された。	Seamans, 1999
0.005～0.05W/kg	カルシウム流出量の増加	Dutta et al, 1989
0.121W/kg	心臓血管における顕著な血圧低下。	Lu et al, 1999
0.14W/kg	100μW/㎠での免疫反応の高まり。	Elekes, 1996
0.141W/kg	精巣の形態変化：1カ月にわたって毎日2時間だけ、1時間の間に1分間・3回の携帯電話の（待機モードではない）通話モードの通話口にラットをあてると、精細管の直径が縮小した。	Dagdas, 1999
0.13～1.4W/kg	携帯電話の高周波（900MHzのパルス波デジタル携帯電話）に1日30分2回で18カ月間被曝した場合、リンパ腫ガンが2倍に増加した。	Repacholi, 1997
0.26W/kg	目への有害影響：ある種の薬物が高周波電磁波を目に感作させることがある。	Kues, 1992
0.15～0.4W/kg	480μW/㎠の被曝で、悪性腫瘍の統計的に有意な増加が見られた。	Chou, 1992
0.58～0.75W/kg	脳腫瘍の減少（836MHzのTDMAデジタル携帯電話）。	Adey, 1996
1.0W/kg	900MHzの携帯電話高周波を睡眠中に被曝した場合の睡眠パターンと脳波の変化。	Borbely et al, 1999
0.6～1.2W/kg	2450MHzの高周波を被曝した場合の1本鎖または2本鎖DNAの切断の増加。	Lai & Singh, 1996
2～3W/kg	皮膚および乳房の脳種におけるガン化の促進	Szmigielski, 1982

『ザルツブルク国際会議議事録』シンディ・セイジの報告資料から（2006年6月）

SARに応じた携帯電話からの高周波の生物影響

SAR		
0.000021～0.0021W/kg	細胞周波と細胞増殖の変化（960MHzのGSM携帯電話で）。	Kwee, 1997
0.0004W/kg	携帯電話からの高周波がもたらす脳血液関門の変化：脳血液関門は脳内に入る有害化学物質や毒物から脳を防御する働きがある（915W/kgのGSM携帯電話で）	Salford, 1997
0.0004～0.008W/kg	携帯電話の高周波（915MHz）が脳血液関門から血液漏出をもたらす：パルス波の場合8～50Hzの変調域で一番大きな病理学的な異変が見られたのに対して、連続波の場合は最も低いレベルの被曝においても最大の病変が観察できた。連続波のみを1.7～8.3W/kg以上のSARで被曝した場合、ラットの55%が血液脳関門に目立った病変を示した。	Persson, 1977
0.001W/kg	750MHzの連続マイクロ波がもたらす非熱効果で、蛋白質の立体構造（折りたたみ）を維持する弱い分子間の結合が破壊される。その結果、DNAに損傷を与えるフリーラジカルが増加したり、細胞の成長を防御する細胞シグナルの働きを阻害される可能性がある。その際に観察された熱ショック蛋白質が生じる効果は、組織を摂氏3度分だけ加熱することに相当していた。	de Pomerai, 2000
0.0027W/kg	0.5時間被曝後に生じた能動的回避行動（条件反射）における変化。	Navakatikian, 1994
0.0024～0.024W/kg	携帯電話のデジタル信号は非常に低い出力レベルにおいてヒト細胞のDNAに影響する。直接にDNAを損傷する場合も、DNA修復力の低下する場合もある。	Philips, 1998
0.026W/kg	携帯電話信号（TDMA）を20分だけ被曝した細胞において、c-jun（ガン遺伝子が作る蛋白質の1つ）の活性が平均して38%低下した。	Ivashuk, 1997

ることができるわけです。この数値は法的な規制値二W／kgよりかなり下回るものになっています。しかし、携帯電話メーカーらはこの「青い天使マーク」に反発し、これをボイコットしているということです。

国の基準はどのように作られたか

携帯電話が今のように普及し始めた九〇年代の初めごろ使用時に受ける電磁波の安全性について国の基準はまだ定められていませんでした。現在定められている総務省の基準ＳＡＲ値（二W／kg）が施行されたのは二〇〇二年六月一日のことです。

携帯電話の基地局あるいは電話使用のリスクについて検討し規制値を策定している総務省（旧郵政省）の諮問委員会「人体の電波防護の在り方に関する調査研究会」（一九九六年、座長：雨宮好文）は、その構成員二六人の内の半数以上が携帯電話や放送事業者の役員で占められ、残る研究者についても電磁波の専門家ではあってもその健康影響を専門とし、消費者や住民の立場でそのリスクについて研究している学者はごくわずかな数です。

例えば、第二電電株式会社常務取締役本部長、社団法人電気通信事業者協会専務理事、通信機械工業会専務理事、株式会社東京デジタルホン常務取締役技術本部副本部長、株式会社ツーカーセルラー東京取締役技術副本部長、社団法人電波産業会専務理事、日本移動通信株式会社取締役、ＮＴＴ移動通信網株式会社取締役設備部長、といった肩書きの方々が堂々と名前を連ねていました。新たな技術の共同開発の研究会ではなく、「人体の電波防護」のためのメンバーがこれです。

二年後の一九九八年に発足した「電波防護指針の運用の在り方に関する調査研究会」（座長：多賀谷一照）では、大幅に顔ぶれが変わっていますが、ここでも一五人中に事業者の代表者の名前が見られ、独立した研究会になっているとは到底いえない人選でした。

さらに二〇〇一年に発足した「生体電磁環境研究推進委員会」（上野照剛委員長）では一八人のうち大学教授などの研究者が九人、厚生労働省及び総務省の担当者が四人で残る五人にはモトローラや社団法人電波産業会などいわば事業者の代表者格が名前を連ねています。

こうした方々が郵政省の中で研究会を開き、省の指導のもとで省に報告書を提出したわけです。電波の健康への悪影響を研究する学者、研究者は少なく、しかも健康影響について警鐘を鳴らしている学者は一人も入っていませんでした。

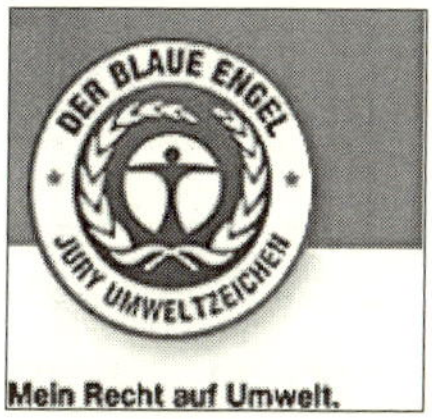

青い天使マーク

イギリスで行われた電磁波の研究チームは「携帯電話についての独立した専門家グループ」（ＩＥＧＭＰ）と名付けられ、政府や携帯電話事業者から全く影響力がかからないスタンスが保証され実行されました。研究の内容に影響を及ぼすことを排除していることを、チームのタイトルとして使用したのです。基準や政策が決められる際には、独立した研究会によってこそ信頼が得られるものです。

基準値は普及の後で作られた

携帯電話の場合、頭に直接密着させて使用することから、その至近距離からの電波がどれほど頭に吸収されるかという数値（ＳＡＲ値）を使用する必要がありました。装置は人体の頭の形をしたファントムを使い、そこに携帯電話を実際に使用した状態でどれぐらい電波が吸収されたかを見るものです。

日本での基準は総務省により、二Ｗ／kgと定められていますが、基準値が適用された二〇〇二年六月という時期は、すでに携帯電話は普及し、多くの人に使用されていました。子どもに使用させていいかどうか、などは日本では国として検討されたことはありませんでした。それは、今さら禁止も出来ないという後追いの現状追認と見られないこともありません。基準値の制定が普及の後になったのは日本に限ったことでなく先進国でも共通のことでした。

イギリスでは数値としての基準値を定めるのではなく、子どもの携帯の使用に警告を発し、「携帯電話の有害性については確実な証拠は突き止められていないが、予防的なステップを保護者らに求める」と政策的な対応を行っています（イギリス健康省リーフレット）。

この報告を行ったＮＲＰＢ（英放射線防護委員会）では八項目の勧告を行っています。そのうち第七項目が「たとえば、電磁波に対する脆弱性が高いと想定される子どもたちのような集団に対しては、被曝を最小限度に止めるために、または高周波に対する高い感受性を持つ人々が存在するかもしれないという配慮のうえ、最善の対処をするように配慮しなければならない」としています。

二〇〇〇年五月には「十六歳未満の子どもには携帯電話の使用をさせないように」という警告もイギリスの「独立した専門家グループ」の名で行われています。政府の指示で携帯電話が人体に与える影響を調査していた研究グループが、子どもへの影響は否定できないとして、予防的対応を採るべきだとする提言を行ったものです。

アメリカでは事業者の団体であるＣＴＩＡ（米国セルラー通信工業会）が二〇〇〇年八月に携帯電話機の電磁波強度を公開することを取り決めていました。これにより、アメリカでは買う前に電磁波の低いものを選ぶことが可能になっています。

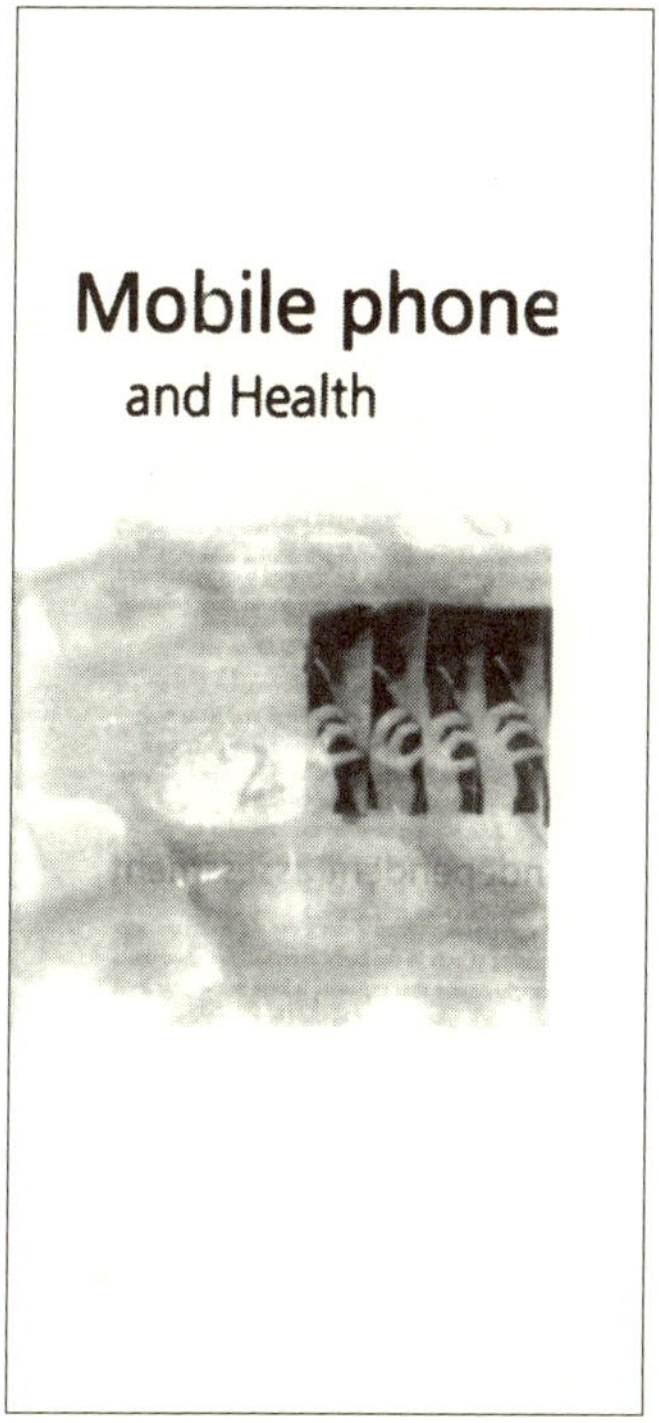

イギリス健康省リーフレット

日本では、総務省が機種別のＳＡＲ値を二〇〇一年六月に公開しました（五〇～五一頁の表参照）。指示を受けたメーカーもホームページなどで公表

ソフトバンク（ボーダフォン）機種別SAR値

ケンウッド製	J-K05	0.86
	J-K51	0.64
	J-K31	0.85
松下	810P	1.36
	706P	0.85
	705P	0.79
	J-P51	1.17
ノキア	705NK	1.13
	702NK	0.83
	702NK II	0.32
	804NK	0.41
	J-NM01	0.73
	J-NM02	1.21
	NOKIA6650	0.67
ＮＥＣ	705N	0.87
	802N	0.609
	703N	0.78
	J-N03II	0.85
	J-N04	0.84
	J-N05	0.69
	V-N701	0.23
	J-N51	0.64
	V601N	0.66
	V804N	0.197
東芝	705T	0.60
	803T	1.23
	810T	0.80
	811T	1.05
	902T	0.25
	903T	0.35
	904T	1.08
	910T	0.72
	J-T06	1.18
	J-T51	1.25
	J-T07	1.17
	J-T08	0.51
	J-T09	0.66
	J-T10	0.65
	V301T	0.75
	V302T	0.76
	V401T	0.55
	V303T	0.67
	V601T	0.58
	V602T	0.834
	V603T	0.291

SAR機種別一覧（http://ktai-denjiha.boo.jp/sar/sar_ichiran.html）

NTTドコモ機種別SAR値一覧表

FOMA704i	D702iF	1.39	FOMA902i	D902i	0.352
	F704i	1.27		F902i	0.743
	P704i	1.08		N902i	0.984
	SH704i	0.579		P902i	0.823
	N704i μ	1.18		SH902i	1.09
	P704i μ	1.10		SO902i	1.03
	SO704i	0.863	FOMA902iS	N902iX	0.936
FOMA900i	N900iG	0.296		SH902iSL	0.508
	F900iC	0.333		SO902iWP+	0.857
	P900iV	0.860		F902iS	1.16
	N900iS	1.45		D902iS	0.966
	F900iT	0.169		N902iS	0.992
	D900i	0.896		P902iS	0.749
	SH900i	1.05		SH902iS	0.329
	P900i	0.900	FOMA904i	D904i	0.466
	N900i	1.40		F904i	0.504
	F900i	0.241		N904i	0.708
FOMA901i	P901iTV	0.332		P904i	0.582
	P901i	0.823		SH904i	0.567
	D901i	0498	FOMA903i	D903iTV	0.571
	N901iC	1.07		P903iTV	0.332
	F901iC	0.750		SH903iTV	0.224
	SH901iC	0.854		SO903iTV	0.167
FOMA901iS	D901iS	0.710		F903iX HIGH-SPEED	0.515
	F901iS	0.654		P903iX HIGH-SPEED	0.623
	N901iS	0.779		D903i	0.462
	P901iS	0.761		F903i	0.337
	SH901iS	0.975		N903i	1.15
				P903i	0.665
				SH903i	0.448
				SO903i	0.946

していので、ページをたどり一機種ずつ調べる必要がありますが、よく探せば見つけることができます。

日本の調査では「影響なし」

総務省が二〇〇七年四月に報告した「生体電磁環境研究推進委員会報告書」の中で脳腫瘍（特に神経膠腫と髄膜腫）、聴神経腫瘍について疫学調査を行っていることが記されています。日本も参加している一三カ国共同の「インターフォン研究」の一環になっています。しかし、結論は「携帯電話端末使用が発症リスクを増加させることを示唆する成績は全く得られなかった」というものでした。「十年以上の使用で聴神経腫瘍のリスクあり」とのスウェーデンの調査報告と比べて、この違いはどうなっているのでしょうか？

よく報告を見てみると、十年以上携帯を使用したという人数は全く出てきていません。累積使用年数を四年未満、四年〜八年、八年以上の三分類にしてその影響を解析した、というものです。その結果は、携帯を使っていなかった人との比較で、それぞれ〇・七〇、〇・七六、〇・七九で、累積使用年数に応じて発症リスクが増加する傾向は認められなかった、となっています。

しかし同じ報告の中には「聴神経鞘腫に関する我が国の症例対照研究では、携帯電話端末使用による発症リスクの増加は認められなかった。海外でのこれまでの報告を見ると、発症リス

子どもが影響を受けやすいことを示すデータ
携帯電話による最大吸収率を示す組織1グラムあたりのSARレベル

2.93W/kg	成人男性	平均的な照射が835MHzで600mWである携帯電話を使用
3.21W/kg	10歳児	〃　835MHzで600mW　〃
4.49W/kg	5歳児	〃　835MHzで600mW　〃
1.11W/kg	成人男性	〃　1900MHzで125mW　〃
0.90W/kg	10歳児	〃　1900MHzで125mW　〃
0.97W/kg	5歳児	〃　1900MHzで125mW　〃

ザルツブルクの会議の議事録から、Gndhi, 1996

クの増加を認めなかったとする報告と認めたとする報告が混在しており、一貫性は認められていない。『インターフォン研究』全体の解析結果が待たれるところであるが、特に一〇年以上の長期使用者で発症リスクの増加を認めたとするスウェーデンからの報告は無視できないものであり、わが国で実施した今回の調査では一〇年以上の長期使用者はほとんど含まれていないことから、我が国においても引き続き長期使用者に焦点を当てた疫学研究が必要であると言える」とあります（「聴神経鞘腫に関する研究結果と考察」のウ結論）。

つまり海外の研究については、携帯端末の長期使用について問題なしと結論することはできない内容だと認めているのです。

また、報告書には「熱作用の生じないレベルの電波によるばく露が、健康に悪影響を及ぼすことはなく、電波防護指針を満たすことにより、健康への悪影響は生じないというこれまでの見解が強く支持された」（二〇九頁）と記載されています。この「見解」とは、どこのものなのか明確ではないのですが、総務省自身のことのように受け取れます。自分で自分の見解を補強しようとして「悪影響なし」という重要な結論を出しているわけです。

「無視できない」研究報告が存在し、「重大な健康問題の可能性を排除できない」とも指摘されているのに、報告書の結論としては長期曝露による健康影響について否定的な見解のみを記載し、また、報告書に先駆けて公表された多くの人々の目に触れやすい「要旨」では聴神経鞘腫等に一切触れず、「脳腫瘍の発生に及ぼす影響は認められないことを確認した」と記載をしていることは、恣意的と受け止めざるをえないでしょう。

なぜ調査によって違いがあるのか

「業界の資金による調査はリスクが一〇分の一」

電磁波問題に限ったことではなく、薬品やタバコの害などの研究で、研究グループによって結果が一八〇度違って出てくることが往々にしてあります。資金源によって左右されることが最大の問題です。

携帯電話の健康影響についての諸々の研究調査の中で、この資金源が産業界によるものか、そうでないかによって調査結果にどのような違いが出るかを調べた研究が、スイス、イギリスの三つの研究所のグループによって行われ、資金源が産業側のほうがリスクを低く示す傾向にあることが報告されました。

健康影響があるとする結果は、資金源が産業側による研究では公共機関・慈善団体の資金供給による研究に比べて約一〇分の一となっていた、ということです。この研究は、単一スポンサーの場合には、そのスポンサーの製品に有利な結論と関連があるとする報告（Bekelman et al. 2003; Davidson 1986; Lexchin et al. 2003; Stelfox et al. 1998）に新たに加えられるべきものである、としています。

「資金源と研究結果の体系的な再検討—携帯電話使用による健康影響調査」と題された報告には、その目的として「携帯電話の使用による健康影響の可能性について、低レベルの高周波電磁波の影響調査の資金源が研究調査の結果と関連があるかどうか検証した。健康に関連する（脳波図、認識又は血管機能、ホルモン・レベル、病気の症状、主観的な健康状態）結果を出した高周波電磁波への被曝の研究調査の体系的な再検討を実施した」とありました。

調査はデータを詳細に調べ、資金源、研究調査計画、方法論的品質、研究調査のその他の特徴に関して抽出され、分析されました。

五九あった研究調査のうち、一二（二〇％）は通信産業事業者だけによる資金供給、一一（一九％）は公共機関又は慈善団体による資金供給、一四（二四％）は混合資金供給（産業を含む）、二二（三七％）は資金源の報告なしでした。

調査の結果は「産業によってのみ資金供給された研究調査は最も多くの調査結果を出しているが、統計的に有意な結果の報告は最も少なかった。公共機関又は慈善団体による資金供給の研究調査に比べて、約一〇分の一であった」というものです（オッズ比は〇・一一（九五％信頼区間〇・〇二、〇・七八）。

この報告は結論として、「高周波電磁波の健康影響の研究調査の結果の解釈は資金提供者を考慮すべきである」としています。

同様の調査は医薬産業がスポンサーである研究について薬剤に好意的な結論を四倍多く出すとの報告（Lexchin et al. 二〇〇三年）、またタバコ産業界が資金を出した研究に関しても調査されています（Beroら二〇〇二年 二〇〇五年）。

低周波の電磁場も出ている携帯電話

日本の携帯電話にはカメラやネット機能などが満載されていますが、海外ではそこまでにはなっていません。また、メール用にはアルファベットを打ちやすいＰＤＡ（Personal Digital Assistants）というパソコンを携帯電話に組み込んだ形式の「ブラックベリー」と称する商品が売り出され、主にビジネスに利用されています。

このＰＤＡが高周波ばかりか低周波の磁場も強いことが調査の結果明らかになっています。いまメールやネットも利用できる日本で普及している携帯電話はこれと同様の機能があり、同じ電波状態なので、もしＰＤＡに危険性があれば日本で皆が使用している携帯電話が危ないということになります。

PDA機器による超低周波磁場放出特性

PDA機種	調査時間	最大値（μT）	最小値（μT）	合計μT・時間	1μT以上合計時間%	Eメール使用（ピーク）	通話（ピーク）
1	24	5.3	0.005	1.6	27.90	3-4	0.5-1
2	7	3.7	0.005	1.0	6.10	1-3	NA
3	24	6.4	0.005	2.1	33.50	2-4	0.5
4	29	4.3	0.005	0.9	5.50	1-2	0.5
5	24	97.5	0.005	4.4	44.50	10-60	1-3
6	26	90.1	0.003	1.7	70	10-13	NA
7	24	3.1	0.005	1.8	8	1-2	0.5-1

（1μT＝10mG）

米の民間調査団体のシンディ・セイジらはこのブラックベリーの計測調査を公表しています（上の表。『バイオエレクトロマグネティクス二〇〇七』オーレ・ヨハンソンら）。

Ｅメールの送信中と受信状態で九七五ミリガウス以上を記録、通常の使用状態で一〇〇ミリガウスほど出ている、ということです。Ｅメールの送信、受信の機能では急速に、短い間の低周波磁場（ＥＬＦ）が二〇〜一〇〇ミリガウスの幅で示し、それぞれ最後の数秒から一分以上はファイルをダウンロードすることによって現れます。いくつかの機種では、Ｅメールの操作中に三〇〇〜六〇〇ミリガウスの高い数値が出ており、オフからオンにするときＥＬＦのシングルパルスが九〇〇ミリガウスを超えるものが二機種あったということです。ＰＤＡ搭載の携帯電話使用では五〜一〇ミリガウスの平均的なレンジで低周波磁場だったということでメールの送受信のほうが問題が大きいことが示されています。日常、家電製品などでもこれほど高い数値を人が受けることはほとんどありません。

Ｅメールの受信はランダムにあるので、昼夜を通してＯＮにしておく、ＰＤＡを持つこのような人は昼夜を通してかなり高い低周波電磁場を受けることになります。

低周波の磁場、つまり高圧線や変電所などの電力設備や家電製品などからの電磁場については別記のように三〜四ミリガウスでのリスクが指摘されており、発ガン性についても、ＩＡＲＣで「可能性あり」に分類されているところです。

さらにこのＰＤＡの場合、高周波と低周波の両方が強く出ていて、相乗効果の問題が懸念されるところです。動物実験などではそれぞれ単独での影響を調べていますが、いくつかの発生要因にさらされ続けた場合どうなるかは不明です。

電磁場の発ガン性を認定――ＩＡＲＣ

タバコや電磁波の調査をし、その発ガン性についてランク付けしているのがＷＨＯ（世界保健機関）の一組織にもなっているＩＡＲＣ（国際がん研究機関）という機関です。ここでは二〇〇一年六月二十七日に五〇〜六〇ヘルツの極低周波磁場を、「発ガンランク２Ｂ」の「人体への発ガンの可能性あり（発ガンをもたらすかもしれない）」に正式にランク付けをする発表を行いました（次頁の表）。この結論は、送電線、家庭内配線や電気器具から放射されるＥＬＦ（極低周波）では、〇・四マイクロテスラ（μＴ＝四ミリガウス）以上の磁場で小児白血病のリスクがおよそ二倍になる、との疫学的証拠に基づくものです。

IARCが定めた発ガン物質のカテゴリーと事例　2007年10月現在

	カテゴリー	証拠	物理・化学的実体
1	人体での発ガン性あり	ヒトについて十分な証拠がある	アスベスト、ベンゼン、ホルムアルデヒド、ラドン、ガンマ線、アルコール飲料、喫煙など102種類
2A	おそらく人体での発ガン性あり（可能性が高い）	ヒトについて証拠は限られていて、かつ、動物について十分な証拠がある	クロラムフェニコール、ＰＣＢ、ディーゼルエンジン排ガス、トリクロロエチレン、紫外線など68種類
2B	人体での発ガン性があるかもしれない（可能性がある）	ヒトについて証拠は限られていて、かつ動物について必ずしも証拠は十分でない	黒炭、鉛、クロロフォルム、コーヒー、DDT、極低周波電磁場、パラジクロロベンゼンなど245種類
3	発ガン性があると分類できない	ヒトについて証拠は不十分であり、かつ、動物について証拠は限られているか不十分である	石炭塵、極低周波電場、静電場、静磁場、カフェイン、蛍光灯、水銀、サッカリン、茶、など516種類
4	おそらく人体での発ガン性はない	ヒトについて発ガン性がないことが示されている	カプロラクタム（ナイロンの原料）のみ

ＩＡＲＣはフランスのリヨンにあって化学物質や放射線などの因子についてその発ガン性、原因を研究する世界で最も権威のある機関です。ＩＡＲＣは一〇カ国二一名の専門家からなるワーキンググループによって極低周波（ＥＬＦ）電磁波の被曝が発ガンをもたらすかどうかを検討しＥＬＦ磁場の被曝と小児白血病のリスクの増加が統計的に関連している、と結論したのです。すでにアスベスト、ダイオキシン、タバコなどについては、「発ガン性あり」のランク１に分類されています。

電磁場（超低周波）についてはようやく「発ガン性があるかもしれない」に初登場したわけです。表にある環境因子は研究が進めばさらにランクが上がる可能性があります。実際、他の化学物質、ダイオキシン、受動喫煙などは初めからランク１なのではなく九七年になってランクが上がり１になったのです。電磁場が２Ｂに認められたのは二〇〇一年のことですが、その後二〇〇四年にはホルムアルデヒドが２Ａから１に上がり、受動喫煙についても同年に１に認定されるなど流動しています。つまり電磁場が二Ｂのままであることが固定されたわけではないのです。

電磁場の発ガン性についての国際的な認知度は現在のところここまで、ということです。しかし、この四ミリガウスでの小児白血病のリスクの認知にもかかわらず、日本をはじめとして先進国での法的規制はほとんどされておらず、ガイドラインの設定もされていません。こうした規制の現状については後述します。国際的なガイドラインとして使用されている国際非電離放射線防護委員会（ICNIRP）のガイドラインがありますが、一〇〇〇ミリガウスなのでIARCの指摘とあまりにもかけ離れています。この溝が早期に埋められ現実に即した、つまりより厳しい基準が作られるようになるのでしょうか。

その問題の前に携帯電話の電磁波が健康に悪影響があるかどうかについての議論をもう少し見てみましょう。

予防原則――『遅れた教訓』から

環境・健康問題で科学技術がもたらした悪影響の中で、特に長期にわたる汚染や被曝の蓄積によって引き起こされるものについていくつもの教訓がありました。その原因となったもののうちの多くが、議論の結論が長引いたり、対策をしなかったなどのために犠牲者を多くし、取り返しのつかない健康被害や汚染を引き起こしました。

さかのぼってみると化学物質などの使用について当初から危険性は警告されていた事実があったのに、それを無視したために被害が発生、というこれまでのほとんどの環境破壊がそうであったことが教訓としてEU（ヨーロッパ連合）でまとめられています。

二〇〇二年一月、EUの環境庁（EEA）は「初期警告からの遅れた教訓：予防原則一八九六～二〇〇〇」と題する報告書を発表しました。

この報告書は、そのような事例において、政策立案者がどのように予防の概念を認識し、それを適用するか、あるいはしなかったかについて研究をまとめたものです。研究に用いられた一四の事例の中には放射線、オゾン層、ＰＣＢ、アスベスト、狂牛病などが列挙されています（全文はホームページで見ることが出来ます）。また、日本語訳も様々な市民団体などのホームページで多く紹介されており、邦訳された本も出版されています。

「予防原則」が特にヨーロッパで議論されている中で日本での対応は遅れていましたが、環境省では『環境政策における予防的方策・予防原則のあり方に関する研究会報告書』（http://www.env.go.jp/policy/report/h16-03/）を発表しています。いくつかの過去の公害の例をピックアップしただけでも、電磁波（電磁場）問題では次に詳しく述べる文部科学省の評価委員会の果たした役割が重なってみえます。九〇年前に警告されていたアスベストについて規制がされたのは欧米でも九〇年代、日本ではつい最近のことでした。携帯電話については教訓に学ぶことができるのでしょうか。

日本ではイギリスなどのように携帯電話を子どもに使用させることについての注意勧告などは何らなされていません。文部科学省は「総務省などで危険性を示す報告が出たなら対策もとれるだろうが」と他人事のように言っていて方策は採らないことにしています。また学校での使用については「各学校に判断は任されていて省が口を出す問題ではない」と言っています。そして総務省にこのことを問い質すと「携帯電話は安全なのだから子どもが使用しても構わない」という返事が返ってきました。

葬られた文部科学省の調査報告

国が電磁波の健康への影響について認めていない現状がよくわかる一件があります。高圧線の磁場と小児白血病との関連について、文部科学省が予算をつけ国立環境研究所の兜真徳・主任研究官が責任者となり、九九年から三年間をかけ疫学研究を実施しました。

私たちにとって特に身近な電磁波問題は、携帯電話の高周波と高圧線の電磁場のような低周波の問題という大きく分けて二つがあります。低周波のほうは電磁波の中でも携帯電話とは違う種類なので影響も異なりますが、共通する見逃せない問題です。

八〇年代からスウェーデンやアメリカなどで行われていた疫学調査がすでに高圧線の電磁場による小児白血病のリスクを報告していました。そうした報告を補強し、できれば確定することも目指して、人口密度の高い日本では被曝の実態も多いことから、ＷＨＯなどからも期待され、協力を受けながら調査研究が行われることになったものです。

二〇〇二年にまとめられたこの報告は四ミリガウスで小児白血病が二・六倍になっていることを明らかにしたものでした。そしてこの報告はこれまでの欧米の報告の信憑性を補強しました。それにもかかわらず、当の文部科学省がその評価部会で報告を酷評し、最低とする「評価」を下したのです。

この研究は一一の機関が参加し、総額七億二一二五万円の費用がかけられ、規模においても信頼性においても世界的に屈指のものでした。WHOの協力研究所である国立環境研究所、そして兜氏をリーダーとするグループの研究です。客観的な研究ができるかどうかについては、予算をつけたのが科学技術庁（当時）であったこともあり、見守る私たちにも一抹の不安の念はありましたが、オープンな研究にしてもらい客観的な事実が明らかになれば、と期待もされていました。

この正式報告はなかなか発表されませんでした。すると発表の前にこの研究結果が『朝日新聞』（二〇〇二年八月二十四日付）の一面トップに「電磁波　健康に影響」「超低周波全国疫学調査で確認」「小児白血病磁界強いと発症率が倍増」と報じられたのです。二〇〇一年十月のWHO・IARCの「四ミリガウス以上の被曝で小児白血病が二倍に増加」との発表とも一致したことが初めて明らかになったのでした。しかしこれは『朝日新聞』のリークであり、正式な最終報告がどのように発表されるのかが注目されました。その「評価」が文部科学省から公式に発表されたのは翌年の一月二十八日のことでした。

リスクをなかったことに

ようやく発表された文部科学省の報告書『「平成十四年度科学技術振興調整費」の事後評価報告書』。評価は、研究体制、研究成果、目標達成度など一一項目についてすべてがABCの三段階で［C評価］でした。全項目最低ということです。

評価の「総評」には「十分な症例数があるとは言い難く、本研究のみにて健康リスク評価を行うのは不適切である」「研究代表者の指導性、研究体制の連携・整合性についても不十分であった」などと書かれてあり、そしてこれ以上の研究は不要、との決定が下されていました。これらのうちの研究体制などについては当初からわかっていることで、自分で立てた企画を自ら最低だと、後に判定したことになります。

評価委員会の名簿は発表まで公表されず、公表された後わかったことは電磁波についての専門家は多氣昌生・東京都立大学（現在首都大学）教授一人だったということでした。ちょうどそのとき鳥取で開かれていた変電所問題の裁判で、この評価の決定を利用し電力会社が証拠として使用しました。

また、長妻昭衆議院議員（民主党）が高圧線の電磁場問題に関連して、この研究評価について国会で質問（平成十五年六月、質問主意書）しています。「一月の『事後評価報告書』の発表の後、六月に出された本研究の最終報告書を見ても同じ評価なのか。そうだとすれば、文部科学省は謝罪するなり、責任を取るなりする必要があると考えるが、いかがか」と、報告書発表の前にリスクを否定する評価を行ったことを問いただしました。

これに対する政府の回答は、全体の症例数が少な過ぎること、他の交絡要因の影響の除去が適切であるかどうか不明であること等の理由から「本研究の結果が一般化できるとは判断できない、と評価されたところである」（中略）「また、本年六月に公開された本研究の成果報告書においては、同年一月に事後評価結果が公開された時点と比べて研究全体の評価に影響するような内容の変更はなく、改めて評価を行う必要はないものと考えている」と研究の継続も必要ないことの理由を説明しています。

これが「リスクがあり」の報告が「リスクなし」となった理由です。

環境省はどのような姿勢を示しているでしょうか。二〇〇二年、来日したニール・チェリー博士（ニュージーランド）ら四人の研究者を伴い、国会の議員会館にて要請行動を行いましたが、その際、予防原則について質問したところ環境省の担当者は「予防原則は尊重する」と答えました。

これに対し博士は「予防原則を尊重する、ということは証拠が揃わなくても対策の行動を取ることを意味します。環境省はそうするのですね」と念を押したところ、環境省の担当者の答えは「ある程度の証拠は必要」というものでした。

電磁波とタバコとアスベスト

携帯電話の電磁波の悪影響について検証してみようとするとき、大変参考になるのが喫煙やアスベストの発ガン性についての実証の過程です。この二つについては長い年月を要して、今ではそのリスクが認められ規制や警告もされていますが、まだ携帯電話の電磁波についてはそこまでには至っていません。いずれ喫煙やアスベストと同様の経過をたどり、携帯電話の電磁波も注意書きがされたり使用が禁止されるようになる時期が来るのでしょうか。

携帯電話の通信のために使用されている電波とはつまり高周波の電磁波なのですが、これによる脳など健康への影響問題はとりざたされながらも普及の速度が安全性の検証を追い越しています。脳腫瘍の危険性がある、との報告も否定されているのが現状です。

アメリカなどでは「脳腫瘍になったのは携帯電話のせいだ」として裁判も起こされました（一九九三年）。二〇〇二年には耳の後ろにできた悪性腫瘍の男性が、モトローラ社など複数の業界団体に対して八億ドルの賠償を請求した裁判を起こしています。弁護士はアスベスト訴訟で勝利したピーター・アンジェロスでしたが、やはり弁護の腕だけでは原告勝訴はできなかったようです。

ほかでも今のところ原告勝訴の事例はなく、法的にも、調査報告の面でもまだまだ裁判で勝てるほどの証拠は揃っていない、ということになっています。しかしアスベストもタバコも「証拠が揃う」までには相当な年月を経ています。

米国労働省が、保険会社がアスベスト企業の保険契約を拒否している、という内容の報告書を出したのは一九一八年でした。そして一九二七年にはアスベスト企業が損害賠償請求訴訟で初めて敗訴しています。しかし、この時代にはアスベストはその産業に従事する人たちだけの問題で、地域の住民などへの影響が明らかになり、アスベスト工場の存在や住宅建材、日用品などでの使用が禁止されるほどまで問題になったのはごく最近のことです。アメリカの報告から日本で使用が禁止されるまでに九〇年の年月が経過したことになります。

電磁波、特に高周波の影響では一九四〇年ごろレーダーの作業員が死亡、あるいは白内障などの事故が発生しています。これについては兵士であるので一般住民について問題になることはありませんでした。問題になったのは電子レンジ、そして携帯電話の普及の後ということになりました。

携帯電話で使用されている高周波電磁波は身近には存在するものではなく、歴史的に見れば携帯電話によっていきなり頭に直撃する時代に入りました。さて、アスベスト・や喫煙と同様のリスクはない、と確認されたのでしょうか。

タバコの警告

タバコの場合は発ガン性が明確になっていてもまだ売られていますが、EU加盟一五カ国では二〇〇三年秋に、タバコの箱に警告文を掲載することを義務付けています。日本では「……吸いすぎに注意しましょう」で済まされていたのですが、たばこ事業法の改正により二〇〇五年七月から「喫煙は、あなたにとって肺ガンの原因の一つとなります。疫学的な推計による と、喫煙者は肺ガンにより死亡する危険性が非喫煙者に比べて約二倍から四倍高くなります」など数パターンの内容を一定の大きさで表示することを義務付けして、ようやく警告がされることになってきています。「だったら売るな」との意見もありますが。

また間接喫煙の問題も二〇〇四年のＩＡＲＣによる発ガン性認定以降、対応されるようになり、公共のエリアでの禁煙、新幹線の禁煙車両の増加もごく最近です。

喫煙による肺ガンの急増が報告されたのは一九三〇年代で、それ以後も多くの疫学的研究でその当時からすでに明らかになっていました。日本でも未成年者に喫煙を禁止したのは一九〇〇年のことでした。

このようにしてみると危険性の指摘から禁止あるいは、発ガン性の警告がされるまでには七〇年あるいは一〇〇年という時の経過を要し、その過程で普及を許し、多くの被害者を出してきたことは歴史的事実として確認できます。

「携帯電話は安全であり危険性の証拠はない」ということで誰もが使っているのですが、危険性の証拠はどこまで確立すれば証拠として認められるようになるのでしょうか。健康への影響について喫煙やアスベストとどう違うのでしょうか。

携帯電話の場合、同じ電磁波のうちでも周波数が高いところを使用しています。高圧線などの場合の五〇ヘルツあるいは六〇ヘルツとは桁違いの八億ヘルツ（八〇〇MHz）や一五億ヘルツ（一・五GHz）で、これは一秒間に八億回（または一五億回）の振動ということとなります。この携帯電話の一・五ギガヘルツは、電子レンジで使用されているもの（二・四五GHz）と比べてみても、ほぼ同じ桁の数値です。つまり性質としては電子レンジと同じ電磁波を使用している、ということになります。

さらに携帯電話は頭に直接あてて使用するものです。イヤホンマイクなども売られていますが、気にする人以外は使っていないようです。どの種類の電磁波にも共通ですが、問題は距離が近いほど強く受けるということです。通常、強さは距離の二乗に反比例します。だからテレビを見るときは離れたほうがいいのですが、携帯電話は距離がありません。

携帯電話が普及し始めのころの郵政省（当時）の報告では、「携帯電話は七センチ以上頭から離して使う」ことを勧めていたことがありました。

電磁波のリスクを喫煙と比較すると

喫煙の発ガン性は明らかとなる一方、電磁波のリスクは証拠がなく安全であるとされている中で、そこに実際上どのような違いがあるのでしょうか。

高圧線の下での電磁場については、二ミリガウスで小児白血病が二・七倍の発生リスクがある（スウェーデン、一九九二年）、あるいは四ミリガウスで二・六倍（国立環境研究所、二〇〇二年）などの報告もあります。携帯電話で使用の高周波ではありませんが、携帯電話からも同様のミリガウス単位の低周波の磁場も出ていることから同じ危険性が考えられます。

タバコの場合、リスクを調べるとき、喫煙者と非喫煙者とははっきり区別ができるので、統計上の調査をしようと思えば電磁波に比べるといたって簡単です。吸う量に応じて分類を、ノンスモーカーとヘビースモーカー、その間の控えめなスモーカー、さらに少ないライトスモーカーとの四グループに分けて発ガン性のリスクが報告されています。この分類でヘビースモーカーと比較をしてそれぞれのグループ別の肺ガンのリスクは、ノンスモーカーに対しては二三・七倍、ライトスモーカーでは三・五倍、やや控えめのスモーカーでは一・九倍となっています（ドール＆ヒル、一九五六年）。

この調査をしたイギリスのドール卿は世界で初めて喫煙の発ガン性を報告した人として知られていますが、電磁波についても二〇〇一年、英国立放射線防護委員会（ドール委員会）の委員長として高圧線の近くに住む子どもの小児白血病の危険性の増加を認め警告を発しています。

高圧線の場合、線下に居住していない人でも日常、電車に乗ったり、電気製品や室内配線などで電磁波にある程度はさらされることは避けられません。電磁波被曝に関する疫学調査ではヘビースモーカーとノンスモーカーのようなはっきりとした分類は非常に困難なことです。線下でない環境に住む人も喫煙で言えばやや控えめな喫煙者またはライトスモーカーに相当するということが言えます。

ということは高圧線の下の住民がそうでない人との比較で報告されている通り、二倍あるいは三倍のリスクがあるということから推し量り、あえて明確な分類をするなら一〇倍や二〇倍のリスクを考えなければならないのではないか、ということになります。

これを「誤分類」として整理し「一〇倍くらいだろうか」、つまり二ミリガウスでは実際は一〇倍の白血病のリスクも考えられる、と非公式ではありますがコメントしている専門家もいます（アールボム教授）。つまりこの考え方をとれば電磁波のリスクはタバコとそう違いはないのではないか、という話です。

携帯電話は健康に有害であると皆思っている？

携帯電話とその基地局からの電磁波が健康に影響あると思うかどうかEUなど政府機関がアンケート調査したところ、三人に二人がそう信じているという衝撃的な結果が明らかになりました（『インデペンデント』紙二〇〇七年七月八日号）。

調査は、イギリス人一三七五人を含むヨーロッパの大陸各国二万七〇〇〇人以上に対してEUが実行したアンケートの結果です。「電磁波への懸念は最も熱心な活動家が確信してきたことよりはるかに巨大で、当局によるこの課題を見くびった企ては裏目に出た」と同紙は報じています。今回の調査は「EUヨーロバロメーター・プログラム」によって実施され、大陸をまたがる代表的なもので、携帯電話が健康に影響のあることを六五％、鉄塔では七一％が信じている、ということです。

北欧の研究では十年以上使用する人々に脳腫瘍になる確率が高い、と前述のように報告されています。記事では「政府、当局者と数人の科学者の安全論の補強の努力にもかかわらず、それは彼らがこれまでもたらしてきた情報がまったく納得できないものであることをさらけ出している」とまとめています。イギリス人の四分の三近くが電磁波による健康リスクの可能性に対する「政府の防護の取り組み」についての情報の提供は、「あまり与えられていない」または「全く与えられていない」と言っています（http://news.independent.co.uk/health/article2745131.ece）。

また、韓国で二〇〇六年に行われた環境団体の調査では、九四％の国民が携帯電話の電磁波が人体に有害だと考えていることが報告されました。また、国民の一〇人中一人は携帯電話で通話中に身体的な異常症状を感じた経験があることが確認されたということです（ＪＡＮＪＡＮ二〇〇六年六月二十二日から）。市民環境研究所（張栽然［チャン・ジェヨン］所長）と徐恵錫（ソ・ヘソク）議員室（国会科学技術情報通信委員会）が全国の成人男女一〇三四名を対象にアンケートを行った結果、回答者の三八％が「有害」と答え、五六％が「人体に何らかの影響があるだろうが、心配するほどではない」という意見だった。これに対して〝有害ではない〟という回答は一％に過ぎなかった、ということです（http://www.janjan.jp/world/0606/0606160173/1.php）。

つまり、一見すると携帯電話を平気で使っていて、電磁波のことなど何も知らないかのように映る人たちも実はよく知っていて、それでも「使っている」ということのようです。

基地局アンテナは安全か

携帯電話がどこでも通じるようにするためには当然ながらあらゆるところに基地局アンテナ

が設置される必要があります。このために全国各地に高さが四〇メートルにもなる鉄塔が次々と建設されるということになりました。またマンションやビルの屋上に設置されるということも多く都市部などではいつのまにか建っていて、気がつけば周りはアンテナだらけとなっています。

このアンテナの影響なのか、一九九〇年代後半から伝書鳩が家に戻れなくなっていて、その原因が電磁波のせいではないかと話題になっています。

英国の鳩レースではかつて七～八割だったハトの帰還率は近年、五割程度に落ち込んでいるそうです。二〇〇六年九月、一〇〇〇羽が参加した大規模レースの最終帰還率は三三％だった（『読売新聞』二〇〇六年十一月八日、環境ルネサンス）とのことです。

鳩は耳の奥に磁気コンパスを持ち、地球の磁場を感知して方向を判断することはわかってきています。その磁気コンパスが電磁波の影響で機能しなくなり、巣に戻れなくなった可能性があります。鳩レースでは、かつては七～八割のハトがきちんと戻ってきていたが、今では二～三割しか戻ってこない、と日本伝書鳩協会の菊池茂理事は解説しています（フジテレビ「トリビアの泉」二〇〇六年八月十六日）。

迷子になる鳩の数は年間で約六〇万羽に及んでいます。過去の資料でみるとレース鳩が帰ってこなくなってきたのは、一九九二年にオーストラリアで放たれた八〇〇〇羽のうち八〇羽が戻っただけ、というニュースがありました。関係者は六十年も続けているが初めてのこと、と

携帯電話基地局アンテナからの電波強度（1996年10月）
携帯電話事業者による計算値　鉄塔の高さが20mで288チャンネル、96Wの場合

タワーからの距離	0m	10m	20m	50m	100m	200m	500m
強度単位μW/㎠	0.05	0.13	0.04	0.01	0.02	0.16	0.002

（社）電波産業会の資料より

コメントしています。一九九八年十月に米国のペンシルバニアーマサチューセッツ間のレースで九〇〇羽のうち七〇〇羽が帰らなかった、という報告もありますが、この頃にはどこでもそういう状態になっていたのです。

ここでは電磁波と一言で言っていますが、高圧線やテレビはもっと昔からあったのです。なぜ九〇年代からこんなことになったのでしょうか。時期としてはやはり携帯電話の普及とぴったり符合しており、林立したアンテナが関連していると考えざるを得ません。

実際この原因を検証することは容易なことではなく、安易に結論することは避けるべきですが、もし鳩に影響を与えているとすると、基地局アンテナは人にとってもあなどりがたい、ということになるでしょう。

携帯事業者らはアンテナからの電波強度を計算値で示し、現行の総務省の基準値をはるかに下回っていると説明しています。上の表は（社）電波産業会が距離別の強さを示したものです。

東京タワーは安全なのか？

さて、携帯電話基地局アンテナからの電磁波が人の健康に悪影響があるか否かについては、携帯電話の普及からの年数もさほど経ていないことか

ら資料は多くありません。それまでに同じ高周波の部類に入るテレビやラジオの放送電波アンテナによる影響についての疫学調査があり、これによって類推せざるをえません。アメリカのストラタワー、スイスの短波放送タワー、イギリスのサットンコールドフィールドのテレビタワーなどに関する調査があり、これらの報告については『ザルツブルク国際会議議事録』（二〇〇〇年）に取り上げられています。

携帯電話事業者と住民とが鉄塔建設をめぐって議論するとき、事業者側は電磁波強度について「放送電波などより携帯電話の電波のほうがずっと低い。もし東京タワーなどが有害なら健康被害が出ていたはずだ」という説明がありました。しかし東京タワーの周辺住民の健康影響について公的に調査が行われたことはありませんでした。私たちの仲間で調査してみたことがありますが、計測のデータは集まるものの、やはり過去の病歴などのデータを収集することに限界があり、計測して電磁波強度の分布はできても、健康影響との関連まで明らかにすることは残念ながらできませんでした。

市民レベルでの調査ではやはり無理があります。しかしこれまで公的に調査されたことが一度もなく、「リスクなし」と確信することが出来ない状態です。特に強い電波を出している東京タワーが本当に安全なのかどうかは、立証されたわけではなく不明ということになります。

欧米での放送タワーの調査を見てみると、イギリスでのタワーで小児白血病のリスクなどの上昇などの報告があります。スイスのラジオタワーからの電波によって睡眠障害が起きた、との研究報告も出されています。バチカン市国ではヨーロッパ全土に放送している放送局付近に白血病が多発しているとのニュースがあり、イタリア政府と電波の出力を下げろ、下げないというやり取りもされたことがありました。バチカン市国は独立国でありイタリアの指図は受けない、とがんばったのですが、イタリア側では、ならば電気を止めるぞ、と応じて、結局、出力は下げられたのでした。基準は各国様々であり、世界的に見ても放送電波の安全性はまだ確立されたとは言えない状況にあります。

こうした中、携帯電話基地局アンテナレベルの電磁波被曝に関して、フランスやオランダなどが国として調査し、影響を示唆するいくつかの調査報告も出てくるようになりました。

第三世代携帯基地局の電磁波で吐き気や頭痛！

オランダ、フランスの報告

次世代（第三世代）携帯電話に使われるマイクロ波が頭痛や吐き気の原因となる可能性が、オランダ政府の経済省、健康、通信に関する三つの省の研究によって二〇〇三年九月に発表されました。（『毎日新聞』二〇〇三年十月三日などに記事）。

試験は七六人の被験者が、完全に健康な人と、基地局の近くに住んでいることによる健康被害を報告した人の二つのグループに分けて行われました。てんかん、脳損傷、閉所恐怖症、精神的な問題で治療している人たちは除外されています。実験の結果は両方のグループに見られ〝健康〟への悪影響は統計的に有意であったというものでした。

第一の実験では携帯電話基地局から出るいくつかの主な電磁波レベルを照射して比較し、九〇〇メガヘルツ及び、一・八ギガヘルツのGSM波、つまり第三世代携帯電話の電磁波で、照射の強さは一V／mのみ、それに「照射なし」をコントロール群として加えたというものです。

実験ではよくコントロールされた〝二重盲検法〟を使い、誰がどの電磁波を照射されているかは誰にも分からないようになっていました。

「第三世代携帯電話基地局の電磁波が照射された時、被験者たちにははっきりとその影響が見られ、のぼせを感じたり、頭痛や吐き気をもよおした」と報告しています。総じて従来のGSM通信では悪影響は見られなかったということだったので、つまり第三世代携帯のパルス波の使用が健康影響のカギとなっていることが示されています。

また、フランスで携帯電話基地局の近隣居住者に一〇m未満で吐き気、食欲減退、視覚障害など一八の異なった症状が出ていると報告されました（二〇〇二年。次頁の表）。フランス国立応用科学院のサンティニのグループが携帯電話基地局に近接して住んでいるかどうかを問わず五三〇人（二七〇人の男性、二六〇人の女性）についてアンケート調査を用いて研究を行ったもので、高周波電磁波被曝疾患とみなされる、としています。そして基地局から離れたところで

携帯電話基地局からの距離による体の不調の率

（フランス国立応用科学院、2002年）

基地局からの距離	＜10 m		10 − 50 m		50 − 100 m		100 − 200 m		200 − 300 m		＞300 m	
症状	2	3	2	3	2	3	2	3	2	3	2	3
疲労感	76*	72*	63.5*	50.9*	60.6	56.6*	64.2	41.1	66.6*	43.7	40.7	27.2
興奮性	32.8	23.2*	41.7*	25.7*	47.2*	44.1*	25.8	4.1	25	9	18	3.3
頭痛	51*	47.8*	40*	26.1*	40.6*	36.7*	60.7*	31.2*	19.3	0	15.6	1.8
吐き気	14.5*	6.9	8.4	3	5.7	3.8	2.4	4.6	0	2.3	2.1	1.1
食欲不振	20.4*	8.3	8	5.5	5	5	6.9	0	4.2	0	3.3	3.3
睡眠障害	41.3*	57.1*	41.4*	57.5*	46.9*	58.5*	45.8*	50*	33.3	35.5	13.8	21.1
うつ傾向	16.9	26.8*	21.6	19.7*	11.6	24*	16.2	3.1	13.6	2.5	10.3	3.7
不快感	28*	45.4*	25.2*	18.9	30.6*	12.8	15.7*	0	9.7	5.1	2.4	8.1
集中力の欠如	39.3	28.8*	37.5	16.6	34.2	26.4*	25	12.5	43.3	5.5	26.7	7.1
記憶喪失	27.8	25.4*	29.4	26.6*	37.1*	29*	25	15.6	17.2	11.1	17.9	5.8
皮膚障害	18.1*	17.1	6.6	10.8	11.1*	11.1	13.9*	7.5	8.7	0	1.2	4.6
視覚障害	14.5	24.3*	23	13.5	22	7.1	2.5	4.9	15	2.8	13.6	4.1
聴覚障害	33.3*	17.4	17.7*	12	8.3	15.5	7.7	7.7	11.6	9.5	5.6	8.7
めまい	10	12.5*	17.3*	7.5*	9.6	9.6*	12.2	2.7	7.7	5.2	6.2	0
運動障害	5.6	7.7*	8.2	1.7	3	3	0	0	2	0	2.9	1
心血管障害	10.1*	13*	15.3*	9.6	12.3*	7.4	8.7	0	8.5	6.5	1	3

530人（男性270人、女性260人）による16種類の不特異症状の発生

*印は300 m以上離れた対象群との比較で2がしばしば、3が非常にしばしばの反応としてのP値が0.05以下

も一〇〇m未満で興奮性、うつ傾向、性欲の減退、二〇〇m未満で頭痛、睡眠障害、不快感などの症状が現れていたというのです。そして結論では「被曝する人々は、性別や年齢などによって感受性が異なる。予防原則の視点に立つと、携帯電話基地局は人々の住んでいる場所から三〇〇m以上離して建てるのが望ましい」とまとめています。

基地局鉄塔建設トラブル

鉄塔建設では各地で反対運動も起こりトラブルになっています。反対の理由はほとんどが「電磁波問題」です。たとえ弱い電磁波であっても四六時中浴び続けることに対しての不安がそうした反対行動のもとにありました。

通話エリア拡大のため建設ラッシュとなった九六年ごろは、携帯電話で使用される高周波の電磁波の健康影響についての情報・資料が住民側にはほとんどありませんでした。それでも住民は漠然とした危機感から本能的に環境の悪化を防ごうとしていました。各地に運動グループが作られ、粘り強い反対運動が行われた事例も多数ありました。その後もエリア拡大のためのアンテナ鉄塔建設、カメラ付きから動画も送れるといった新たな機能の携帯電話のためにさらにアンテナ建設が必要となってトラブルは各地で拡大、九州の福岡、熊本などではいくつもの裁判が今も続いています。

これまで日本全国でどれだけの数の反対運動が起こったのか、はっきりとした数は不明ですが、多様なケースを含めるとこの十年でおよそ三〇〇件というところでしょう。反対運動を押し切って工事を強行するということも多々あり、けが人の発生する事件に発展したこともあります（熊本市御領、福島県郡山市など）。

携帯電話基地局は建設の段階では住民への合意についての法的なルールはありません。告知や説明などについても事業者に義務付けはされていないので、計画地近隣の住民が「私たちにことわりも無く建てようとした」と怒りに拍車がかけられてしまうことが往々にしてあります。

あまりにもトラブルが多発するので、郵政省（一九九七年当時）は事業者各社の代表者を呼び、住民対応についてマニュアルを渡し説明しました。基地局建設にあたっては「町会長／区長の了解を得る。鉄塔周辺の住民に個別に鉄塔建設の了解を得る」ことなど「基地局建設の流れ」として手順を指導したのです。このため、事業者が町会長に了解を求めた段階で近隣に周知され計画が表面に出ることもありますが、逆に町会長が個人で判断して了解してしまった場合などは、建設着工に至って近隣住民が気づくことになることもあります。これによって工事中に町内会が分裂、紛糾し大問題に発展した事例もありました。

対策のため、条例に携帯電話基地局鉄塔の建設の際には近隣住民への説明や、紛争解決のための調停などのルールを定める、あるいは建設指導要綱などによって事業主に一定の義務を課している自治体も現れています（大分県湯布院町、岩手県盛岡市、福岡県久留米市など）。

こうして携帯電話の普及は地域社会に大きなトラブルも引き起こしたのです。

使わない住民にもリスク増加

携帯電話の基地局のアンテナ鉄塔の建設トラブルは日本に限ったことではなく、世界的に起こっています。イギリスなどでは建設された鉄塔を怒った住民が倒してしまうなど、「打ち壊し」事件になったりもしています（二〇〇三年十一月五日、ＢＢＣなど）。小学校の校長が健康リスクを考慮すべきだと要求する場合もあり、住民の座り込みでの工事反対行動などもあったと伝えられています。二〇〇〇年十一月に発表された「携帯電話についての独立した専門家グループ」（ＩＥＧＭＰ）の報告書の中には「学校の近くにある通信施設については、学校及び親との合意なしに最大放射方向が校庭と校舎にかからないようにすることが望ましいと専門家部会は考える。校庭の近辺に通信施設がある場合も同様の配慮が求められる」との記載がされ、住民、特に子供への配慮が勧告されていました。

欧米に比べればまだ日本の反対運動は力不足という見方もできるほどです。それでも日本の各地でトラブルの発生する原因は、国・総務省が電磁波の健康に及ぼす影響について明確な説明をして安全性を示していないことがあるでしょう。

特に子どもの通う施設に隣接するような場合など個別の配慮についてはほとんどされていないのが現状です。基地局アンテナができたことによるリスクを便利さと引き換えにするかどうかについて地域の環境問題としてとらえ、設置を決定する際には住民参加と合意のシステムが作られなければならない、と考えられます。健康影響の調査などについてはイギリスのような独立した研究機関の調査が求められます。

持っている人、持たない人の意見が対立、という場面も出てきます。広いエリアでの合意形成が必要で、皆が携帯電話を利用したいということなら、電磁波のリスクとともにどこかに基地局アンテナを受け入れるというのが一貫性のある態度です。携帯電話が通じるように求めながら家の近くに基地局は反対だというのでは地域エゴと言われてもしかたがありません。しかしそれも一切携帯を使わない人、または繋がらなくても構わないという住民の意思を無視していいということでないことは言うまでもありません。

携帯電話を使う人がそのリスクを低減しようとして電磁波の低い物を選び、基準も厳しくなって出力が下がっていけば、基地局のほうはその分、出力を上げなければなりません。基地局からの電波が公害であるとするならば、利用もしない人も含めたすべての人に健康被害のリスクを広げるということになります。端末の安全性を高めれば環境は悪化するという相反関係なのです。

第２章　暮らしの変化と混乱

オークション詐欺

携帯電話は実は電話である以上にインターネットとして機能しています。携帯電話やアンテナが私たちの健康にとって決して安全であるとは言い切れないことを書いてきましたが、私たちの安全を脅かすのは電磁波問題ばかりではありません。私たちのくらしが大きく様変わりして社会の仕組みも変わっています。架空口座などを使ったネット関連詐欺、またアダルト、売春、カルト系、自殺掲示板、誹謗掲示板、覚醒剤の闇市、などに子どもも巻き込んでいるのが実態です。

ネットを活用したオークションが詐欺師たちの格好の仕事場になっていることはよく知られています。携帯電話が当たり前になってビジネスの形態も様変わりし、事務所なしで営業する個人事業も増えてきました。このことがわたしたちの暮らしの人間関係の信頼を大きく無くしている事態であることはいうまでもありません。

警察庁が発表した、コンピュータ技術やネットワークを悪用した犯罪「サイバー犯罪」の検挙および相談受理状況等についての取りまとめによると、二〇〇六年の検挙件数は四四二五件で前年の三二六一件に比べ四〇％も増加していました。二〇〇四年は二〇八一件でしたので年々増加しており、二年の間に倍以上に増えています（次頁の表）。

それらの犯罪は、不正アクセス禁止法違反が七〇三件で前年の約二・五倍に、またネットワ

サイバー犯罪の検挙状況
1 検挙件数

罪名＼年	H13	H14	H15	H16	H17	H18	増減
不正アクセス禁止法違反	67	105	145	142	277	703	＋426（＋153.8%）
コンピュータ・電磁的記録対象犯罪	63	30	55	55	73	129	＋56（＋76.7%）
電子計算機使用詐欺	48	18	34	42	49	63	＋14（＋28.6%）
電磁的記録不正作出・毀棄	11	8	12	8	17	56	＋39（＋229.4%）
電子計算機損壊等業務妨害	4	4	9	5	7	10	＋3（＋42.9%）
ネットワーク利用犯罪	1,209	1,471	1,649	1,884	2,811	3,593	＋782（＋27.8%）
詐欺	485	514	521	542	1,408	1,597	＋189（＋13.4%）
児童買春・児童ポルノ法違反（児童買春）	117	268	269	370	320	463	＋143（＋44.7%）
児童買春・児童ポルノ法違反（児童ポルノ）	128	140	102	85	136	251	＋115（＋84.6%）
商標法違反	31	37	95	82	109	218	＋109（＋100.0%）
青少年保護育成条例違反	10	70	120	136	174	196	＋22（＋12.6%）
わいせつ物頒布等	103	109	113	121	125	192	＋67（＋53.6%）
著作権法違反	86	66	87	174	128	138	＋10（＋7.8%）
その他	249	267	342	374	411	538	＋127（＋30.9%）
合計	1,339	1,606	1,849	2,081	3,161	4,425	＋1,264（＋40.0%）

※ その他には、名誉毀損、脅迫、覚せい剤取締法違反等の薬物事犯、銃砲刀剣類所持等取締法、売春防止法、児童福祉法等の違反がある。

※ ネットワーク利用犯罪の定義

犯罪の構成要件に該当する行為についてネットワークを利用した犯罪、又は構成要件該当行為でないものの、犯罪の実行に必要不可欠な手段としてネットワークを利用した犯罪をいう。例えば、児童買春については、ネットワーク上で連絡を取り合った者同士がネットワーク上において児童買春に合意し、児童買春に及んでいる場合に限って計上しており、青少年保護育成条例違反についても、これと同様の考え方に基づいて計上している。

ーク利用犯罪では、詐欺が一五九七件と、インターネット・オークションを利用した詐欺が多数を占めた、ということです。

主な手口は、「オークションに出品し、落札者と取引するに際し、メールや携帯電話を通じて口座を指定し代金を振り込ませ、振込を確認すると連絡を絶つ。落札者以外の者に、出品者から連絡し、『落札者が辞退したので、買ってくれないか』と持ちかけ、口座を指定して代金を振り込ませ、振込を確認すると連絡を絶つ。インターネット上の掲示板に『……を買ってください』と募集し、口座を指定して代金を振り込ませ、振込を確認すると連絡を絶つ」といったものです（神奈川県警などの資料）。

県警は「振り込む前に相手の住所等が実在するか確認しましょう！。また、悪質な手口が目立っていることから、出品者に対しては、振込を行う前に、出品者の固定電話番号を確認（傍線筆者）し、商品について詳細な質問を行い、「振込確認後の発送」といった取引は避け、万一の場合でも返品して現金が戻る等十分な交渉が必要です」と警告しています。

つまり携帯の番号だけの連絡先相手は信用してはならない！ということです。

迷走鉄道・電車内ケータイのルールの変転

電車内は携帯電話の急速な普及の当初、使いたいほうだいの無法状態でした。会話や着信音もうるさく迷惑だ、ということからトラブルも多く発生し、鉄道会社宛への苦情も相当に及んだということです。単に会話や着信音がうるさいというだけでなく、もう一つの大きな問題が心臓ペースメーカーなどの医療機器の誤動作問題でした。この問題では通話をしなければいいというものではなく、電源が入っていればいつ通話状態になるかしれず、命に関わる重大な事態が発生するため、何らかの対策をとらざるを得なかったわけです。携帯電話の電磁波問題がこれでクローズアップされ、鉄道各社の方針も変転することになりました。

車内放送でマナー呼びかけが行われていた時期があり、その内容は各社さまざまでした。「他のお客さまの迷惑にならないように」という趣旨で「使用しない」ことを呼びかけたり、あるいは「使用はお控えください」などというアナウンスも聞かれました。しかしこれらはいずれもただの呼びかけであり、しっかりとルールとして定めたのは東急電鉄が最初だったと言われます。

東急電鉄は二〇〇〇年十月十六日から全路線で、列車の偶数号車を携帯電話の電源を切ってください、とする「携帯電話電源OFF車両」にし、同社の全ての路線で実行に移したのです。車内放送内容は「お客様にお願いいたします。車内での携帯電話の使用は、ほかのお客様に迷惑となりますので、偶数号車では、電源をお切りください。奇数号車では、マナーモードにお切り替えのうえ通話はご遠慮ください。皆様のご協力をお願いいたします」というものでステッカーなどでも呼びかけられました。

同社は車内での携帯電話の使用マナーについて検討するために利用者にアンケートを実施、

乗客の声を反映したルールの内容を練っていました。モニターによるグループディスカッションを開催し、結論として「お客様の満足度を高めるためには、使用規制の空間的な分離が有効であると判断し、『携帯電話電源ＯＦＦ車両』の導入を決定」、実施に至りました。

電車内では全車両、ホームも全て携帯の電源を切るのが一番良いのですが、現実的には難しい中で、より実際的な形を考えた場合、東急のルールは可能な限り乗客のために配慮したお手本として評価できるものでした。

このルールを他の鉄道各社も実行していくのかとも思われましたが、長くは続きませんでした。関東の鉄道一七社が統一ルールを二〇〇三年九月発表し事態が変わったのです。

統一ルールでメールがフリー

これが「優先席付近では電源オフ」にすること、「それ以外ではマナーモードに設定し、通話は禁止」というもので現在もこのルールが使用されています。メールはＯＫだし、いつかかってきても受けられる状態が容認されたのです。

このルールの統一に加わったのは、ＪＲ東日本、東武鉄道、西武鉄道、京成電鉄、東京急行電鉄、京浜急行、営団地下鉄、相模鉄道、新京成電鉄、都営地下鉄、北総開発鉄道、東葉高速鉄道、東京臨海高速鉄道、東京モノレール、埼玉高速鉄道、京王電鉄、小田急電鉄でした。このうち、京王電鉄と小田急電鉄は、すでに同様の内容のルールを実施していました。

東急もこの中に含まれていてＪＲ東日本を始めとする一七の鉄道事業者と歩調を合わせています。理想的と思われた「偶数車両電源ＯＦＦ」は消えてしまうことになりました。さらにこの統一ルールは、関東だけでなく、京都市交通局、大阪市交通局、神戸市交通局、ＪＲ各社（北海道、東日本、四国、九州）など全国的にも同調しています。

ただ、阪急電鉄が最後尾を電源オフ車両にしている等、一部で独自のルールを作っている鉄道会社もあります（左の写真）。

まがりなりにもできたこの統一ルールですが、実際守られているのでしょうか。電車に乗っていればおわかりの通りです。たしかに車内で大きい声で傍若無人に会話をする人は少なくは

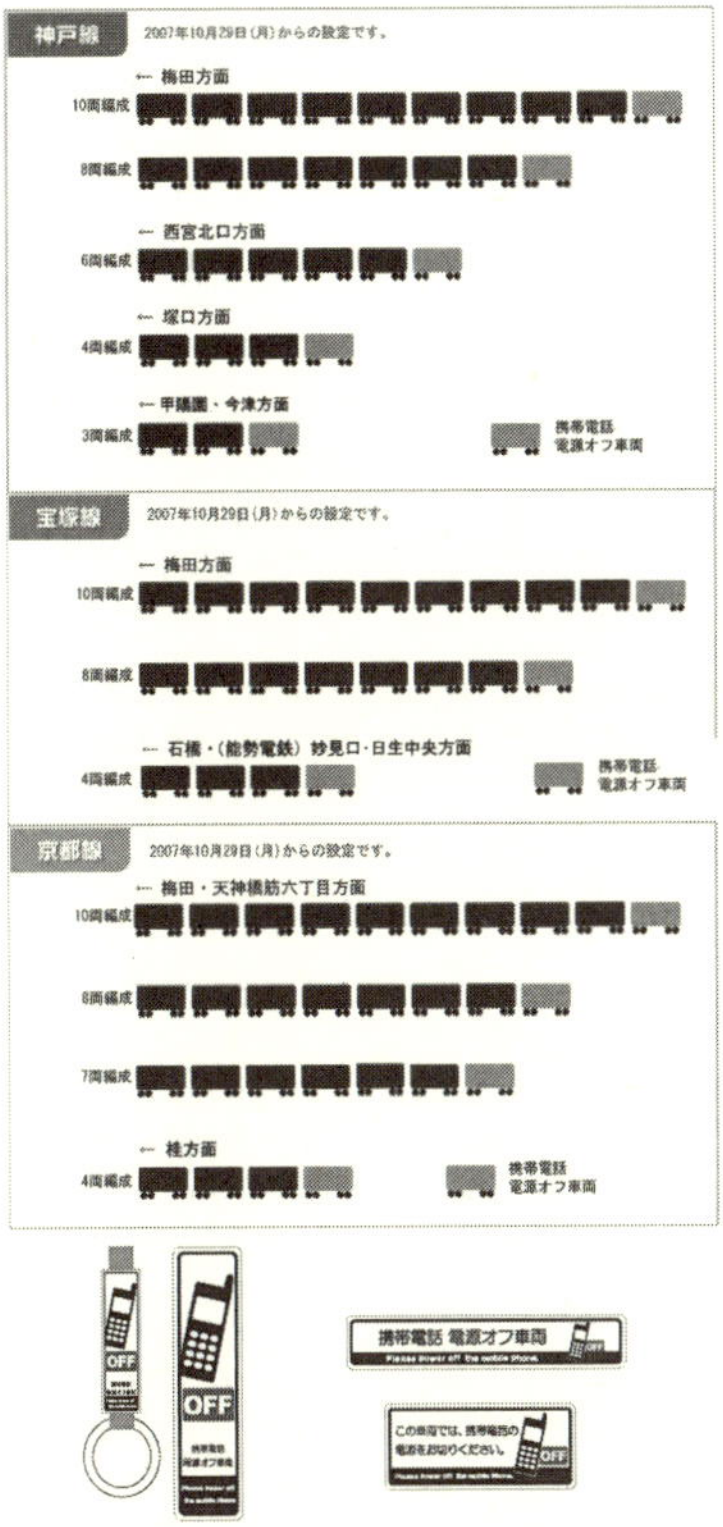

阪急電鉄の終日電源オフ車両

阪急電鉄ホームページから

なりました。しかし小声でひそひそと話す人、あるいは優先席付近でも電源を切らず、メールをしている人など、乗れば必ず目にします。

優先席付近で電源をオフにしなければならない理由は言われている通り、心臓ペースメーカーなどの医療機器を装着した人がいて、携帯電話からの電磁波が誤動作を起こすことが心配されることからの配慮です。

心臓ペースメーカーは今日本中で三〇万～四〇万人の装着者がおり、電車の中に一人や二人装着した人が乗っているということになります。そして年間に約一万人が新しく装着し約三万人が電池の交換をしているとのことです。ペースメーカー装着者はルールのないときには近くで着信音がなったりするだけで恐ろしく電車に乗ることが出来ないとまで言うほど携帯電話に脅かされていました。

この人たちの不安は残されることになりました。優先席付近でも携帯電話の電源を切る人は少なく、また混んでいれば、そこまでたどり着くこともできないのが現状です。

さらに一般の人であっても健康被害のリスクの可能性があることをマナー呼びかけでは問題にされていないため着信音も鳴るし、メールフリーの車内ではやはり脅かされています。

ペースメーカーから二二センチ離す

ペースメーカーの誤動作問題は総務省の管轄する委員会が調査結果を報告しています。一九九七年四月発行の「携帯電話端末等の使用に関する調査報告書」（不要電波問題対策協議会著、電波産業会発行）で行われた実験調査は次のような内容です。「実験は人体ファントムを用い、実際に携帯電話・PHS端末を使って行われた。試験の対象機種総数は二二八機種。この結果、携帯電話での最大干渉距離は八〇〇メガヘルツ帯で三〇センチが一機種、後の四三機種が十四センチ以下で起こった。一・五ギガヘルツ帯では十五センチが一機種、他九機種が九センチ以下で干渉を受けた」となっています。

これに基づいて「携帯電話等の使用に関する指針」（一九九七年三月二十七日。不要電波問題対策協議会）が発表されました。それは次の七項目になっています。

(1)　ペースメーカ装着者は、携帯電話をペースメーカ装着部位から二二センチ以上離して使用すること。

(2)　携帯電話の使用者はペースメーカを装着した者と近接した状態（二二センチ程度）となる可能性のある満員電車等では、携帯電話の電源を切るよう配慮すること。

(3)　手術室、集中治療室（ICU）及び冠状動脈疾患監視病室（CCU）等には携帯電話を持ち込まないこと。

(4)　検査室、診療室、病室及び処置室等では携帯電話の電源を切ること。

(5)　待合室等の医療機関側が携帯電話の使用を特に認めた区域でのみ使用すること。

(6)　PHSについては、次の注意事項を遵守すること

①ＰＨＳ基地局について、医用機器に影響を及ぼすことがないよう対策を講ずること。
②医療機関内で使用するＰＨＳ端末については、携帯電話等容易に識別できるように管理し、かつ、医用機器には近づけないこと。
③外部から持ち込むＰＨＳ端末は②の対策が行えないならば、携帯電話と同様に扱うこと。

(7)　間近まで近づけた場合に、ノイズ混入、誤動作等の影響を受けることがあるため、医用電気機器に無線ＬＡＮ等の小電力無線局を近づけないよう注意すること。

鉄道各社の電車内での携帯電話使用のルール、マナーの呼びかけはこれが基になっているわけです。

しかし実験では三〇センチで干渉が一機種発生しています。ある研究者は「干渉を惹き起こす携帯電話の出力を下げることで対策をとったのではないか」と言っています。病院の輸液ポンプなどが電磁波による誤動作が起きるとして問題になった際には、輸液ポンプの側の対策がされました。ペースメーカーも同様、新しいものは電磁波による誤動作が起きないように改善されています。この場合、受ける側の機械によって対策されているので実際の環境は変わらない、あるいは悪化することが懸念されます。既に問題は解決しているので優先席付近で電源をお切り下さい、とのアナウンスはやめるべき、との意見もあります。しかし総務省でも二二センチ離す、との指針（二〇〇八年三月）を変えていません。

追い出されていく弱者

このように心臓ペースメーカー使用者にとっては現行の「ルール」では、安心して電車に乗れるようになっていません。弱いものを保護するのが目的の優先席に逆に追いやるようなルールも問題ですが、ルールを守ることの意味を理解せず、「なぜ使ってはいけないのかわからない」「だいたいペースメーカー使用者がどこかで亡くなったという例があるのか」とサイトの掲示板などで言いたい放題の反論をする人たちもいます。

そんな中で実際ペースメーカー装着者が鉄道各社にその苦悩を訴えています。

東京都が運営している都電は統一ルール以後も携帯電話の電源はオフに、というルールがそのまま残されていました。しかし二〇〇五年四月一日からこれもまた、ＪＲなど関東鉄道各社の統一ルールに合わせる方針が乗客に伝えられ、メールはＯＫの同じルールとなる方針が示されたのです。そこで、せっかくの携帯禁止のルールを維持してほしいとペースメーカー装着者の一人、林さんが市民団体とともに都知事宛に要望書を提出しました。この件の投書が新聞に載っています（『朝日新聞』二〇〇五年三月二十六日、声欄）。投書の内容は、鉄道一七社の統一マナーが導入されて一年半経過、マナーは守られていない状態であることについて対策を提案しているもので、「心臓ペースメーカーを装着しています」というカードを示し、「電源オフ」をお願いするために関係団体がカードを作ってほしいというものです。

東京都交通局への申し入れについては局から丁重な返事ありましたが、方針が変わることはありませんでした。結局、林さんのような人は携帯電話のために電車から追い出されたというような状態が発生しています。この統一ルールは事態を固定化するものでした。

統一ルールに参加していない阪急電鉄や名古屋市営地下鉄などでは、電源オフ車両の設置や地下鉄駅でのアンテナ未設置などの方法、つまり不通エリアを作ることなどで対策しています。利害関係のない鉄道会社ならこのような手段も可能だということでしょう。

しかしJR東日本などJR各社はNTTなどが出資してスイカやフェリカ(注)などの技術を改札などに導入しており、さらに通信事業者の大株主であるなど、利害関係を深めています。

注：フェリカとスイカ：フェリカは、非接触型ICカードであり、電子マネーの媒体として利用が広げられています。JR東日本のスイカはプリペイド方式で金額を充てんして使うもの。NTTドコモのおサイフケータイは、携帯電話をスキャナーにかざすことで支払いができる。

スイカ（Suica）は、東日本旅客鉄道株式会社、株式会社エヌ・ティ・ティ・ドコモ　約三八％、東日本旅客鉄道株式会社　約五％、資本金約六五億円で構成されるフェリカネットワークス株式会社によって促進、運営されています。

自動改札で立ち往生・障害者に障害物

バリアフリーが提唱されて障害者も利用しやすい交通機関としてホームや改札周辺などに

名古屋市交通局の地下鉄ではアンテナを未設置としている

場所		第二世代携帯	第三世代携帯	PHS
駅構内	コンコース（改札口付近）	○	○	○
	ホーム	×	○	△
車内		×	×	×

名古屋市交通局ホームページから
地下鉄駅構内で利用できる携帯電話等（平成19年4月現在）

は様々な配慮がされています。視覚障害者に対しては線状、点状の誘導ブロック、券売機の点字表示板などが設置され、以前に比べれば配慮されています。また車椅子用のエレベーターや昇降機が設置されたり、スロープを使った段差の解消なども増えているようです。

しかしどうみても自動改札についてはマイナスのほうが大きく、新たなバリアというべきものです。ＪＲも私鉄も地下鉄もほとんどの駅は自動改札になっていて、このことは一般利用者にとって便利になったという面はあるでしょう。スイカがあれば、一々切符を買い求める必要もなくなりスムースに通り抜けできます。しかし車椅子が通りにくくなっていることは見たとおりです。そして視覚障害者にとっては大きな関門になっています。実際お話を聞くと、「確かに切符を買わなくても済むことは良くなった。しかし自動改札は出口が入り口に変わったりするので立ち往生してしまう」ということです。×の表示などは見えなければわかりませんから、改札に駅員がいないということは必然的に通りにくいことが多くなるわけです。元々自動改札機がバリアフリーに逆行するものであることは分かっていながらコスト面を優先させて実行してきたものです。

交通バリアフリー法が二〇〇〇年十一月に施行され、自動改札機にもそれなりの対策は施されていますが、交通弱者の排除が基本で、誘導ブロックや点字表示はその穴埋め対策にすぎません。

普通にしているつもりでもよくひっかかり、ピンポンと音がなるこの自動改札という機械、長い列で並んでいて前の人がひっかかり、いらいらする経験は誰にでもあるでしょう。スピードの出る車に乗ったものの信号待ちが多かったり渋滞でいらいらするようなことに似ています。そんなときに私たちは前で立ち往生している視覚障害者の人にどのように接してあげられるのでしょうか。

ある駅の構内に障害者の方がいるので仲間の視覚障害の方が迎えに行こうとしたとき、駅員に「入場券を買ってくれ」という対応をされてしまったとのことです。決まりとしてはそうなのでしょうが、自動改札のない時代よりもむしろ機械が大きな障害になっているわけです。

ライターの斎藤貴男氏はこのような機械が嫌いで、その著書「安心のファシズム」の中でこう書いています。「交通弱者でもない乗客による有人改札の通行はあたかも罪悪のように見なされ、近年はますます取り締まりに容赦がなくなってきた。（中略）駅員に『あっちを通れ』とアゴで指図されたことがある。機械は嫌いなのでこちらを通らせてくださいと言うと、遮断機を開けてはくれたものの、『今はそんなことを言っていられる時代じゃねんだよ』と、すごまれた」と。

ICタグであらゆる個人情報が集積されている

自動改札機にあるもう一つの問題は個人情報についてです。スイカには「隠しシステム」があり、開示されることのない私たちの詳細なデータが保存されていることがわかっています。私たち利用者はすでに自分の情報がどう利用されているかわからない状態の交通システムの中で移動しているのです。

首都圏の鉄道の自動改札機が障害を起こし始発からゲートが作動しないという事態が発生しました（二〇〇七年十月十二日）。この日の早朝から、首都圏を中心にJR東日本、都営地下鉄、私鉄など一六鉄道六六二駅で、計四三七八台に上る自動改札機がダウンする大きなシステム障害です。JR東日本では、始発電車が動き出す前、「Ｓｕｉｃａ」「ＰＡＳＭＯ」といった非接触ＩＣカード対応の自動改札機を起動しようとしましたが、エラーが発生して起動できなかったというのです。JR東日本などは自動改札を全部開放、問題のない改札機も素通りできるようにして対応しました。

電車の運行に支障はなかった、ということでしたが、この鉄道システムは相互利用センターの中央サーバーと各駅が結びついて、データ処理されており、このプログラムのほんのわずかなミスで大きなトラブルになったものです。

露呈したのはシステムのもろさばかりではありません。どこの駅をいつ通過したのかという個人情報は常に中央でデータとして集積され、個人がアクセス不能な状態におかれていることにあらためて気づかされました。Ｓｕｉｃａには、二つ以上の階層データが保存用として用意されています。ユーザーがパソコンでアクセスできるデータ層と、業務用に保存されているプロテクトがかかったデータ層があるのです。ユーザーがパソコンなどで見られるＳｕｉｃａのデータは全体のデータのごく一部であり、詳細なデータは別の階層に保存されていてユーザーはそこにはアクセスできない仕組みになっています。いつのまにか監視カメラとも連動して私たちの行動は私たちの知らないところで鉄道会社という一私企業に把握され管理されているのです。

街中が電波だらけになることなどの懸念もさることながら「ＲＦＩＤは現実社会にある情報をデジタルデータに変えてしまう」システムだとして注視することが必要です。

守られないルール・マナーに、仮面ライダー登場？

電車の中の携帯電話は、会話がうるさい、迷惑だという理由で問題が表に出ています。それでも後を絶たない違反者に対して見かけたら必ず注意するようにしている人がいます。彼は何人に注意をしたかをすべて記録していてその回数は一カ月三〇人から六〇人近くにのぼり、二〇〇五年の一年間で四六九人に注意したことになるということです。

相手の反応は概ね良好で素直に電源を切るなどしてくれることが多いとのこと。しかし、このような正義漢の彼の行動を奇異に見る向きもあります。『朝日新聞』の人生相談の欄（二〇〇五年一月十五日）に次のような内容の相談が掲載されました。

「正義感が強く、電車の中で携帯電話で通話している人や、優先座席で携帯電話を使用している人に注意せずにはいられません。しかし、嫌な顔をされるのはまだマシで、暴言を吐かれた上につばを吐き掛けられ、精神的にかなりこたえました。放っておくのが一番だということは十分に承知していますが、どうしても我慢できません。このような私の性分は、どうすれば快適な電車が利用できるようになるのでしょうか」

回答者はＴｅｔｓｕｙａさんで、ラジオ番組でも人気のいつもいい回答をしてくれる方です。その答えは、「たしかに電車内でのマナー違反は醜悪ですが、それを許すことができず、怒りを抑えられなくなるあなたも周囲から見ればドキドキものです。完璧でない周囲も認めていくと、もっと楽になるかもしれません。どうしてもその完璧主義を抑えられないのなら、その危うさを笑いで包むというやり方もあります。今度は仮面ライダーやヤッターマンのような格好で通勤し、マナー違反者を見かける度に『変身！許さんぞ、車内の携帯電話。ショッカーの好きにはさせん』とやるのです。ただしあなたの変身を見たがって、みんなが携帯電話を取り出す可能性はあります」といったものでした。

質問の精神的な部分に対してならいい答えですが、「マナー違反者」の現実は変えようもなく、変なのはむしろあなただ、と聞こえます。「携帯使用者」という多数派が正しく、少数派の正義漢が変人とは……。同時にそれは行為の善悪を無意識の中で多数者であるかどうかを判断基準にしているということにもなります。みんなで渡れば……式の安易さも後押しするでしょう。

こうして携帯電話が電車の中をマナー無視派とマナー遵守派と真っ二つに別け、ぎすぎすした壁を作り上げてしまったのが現実だと言えるのではないでしょうか。

運転中携帯の事故

車の運転中の携帯電話通話が、事故の多発を招きました。操作のためのわき見運転が問題とされ、その後の通話のときに集中力がなくなることなども原因として指摘されています。

警察庁の発表によると普及が始まった一九九七年に携帯電話使用中の交通事故は二二九七件発生と報告されています。事故の内訳は、受信操作時が最も多い九三九件で四一％を占め、操作時六三四件（二八％）、通話中三七六件（一六％）となっていました。

この種の事故の多発に対して九九年十一月に道交法改正が行われました。運転中の携帯電話を手で持って通話のために使用すること、カーナビやテレビの画像を注視することについて、禁止規定が設けられ、違反した場合、三月以下の懲役又は五万円以下の罰金が科されることとなったのです。これにより翌二〇〇〇年の携帯電話使用中の事故は大幅に減少し、一四六三件となりました。

携帯電話使用中の事故件数の推移

平成	人身事故	死亡事故
1998	2,648	28
1999	2,583	26
2000	1,463	18
2001	3,040	34
2002	2,847	41
2003	2,597	34

科学警察研究所牧下寛「運転中の携帯電話の危険性」から

しかし効果は続かず、二〇〇一年にはまた大きく増加、二〇〇三年の発生件数は九九年当時と同じ水準になってしまいました。そこで二〇〇四年十一月には、運転中に携帯電話を使用しただけで罰則の対象とすることなどを盛り込んだ改正道路交通法が施行されました。この改正では携帯電話を手で保持して通話のために使用すること、そしてメールの画面を注視した、という行為そのもので五万円以下の罰金を科すことになりました。

携帯電話を手に持って通話したり、メール送信をすると違反になり、警察官が見つけたその場で摘発できるというものです。反則金は普通車など六〇〇〇円、ミニバイク五〇〇〇円、大型車七〇〇〇円で、違反点数は一点、反則金を支払わないと五万円以下の罰金です。

ともかく事故にならなくとも使用で罰金ということになったわけです。

改正の後、厳しい取締りが実施され、二〇〇四年十一月から二〇〇五年十月まで一年間の取締り件数は「携帯電話使用等（保持）」が四四万一六二一件、事故は九二八件（十一カ月）で前年同期の一九二八件に比べ五二・一%と半減したという結果が出ています。事故死者数も一〇人減って二一人となった他、負傷者数は一五二三人減少して一二六三人（前年同期は二七八六人、五四・七%減）というのが内訳でした。結局、二〇〇四年十一月以降に運転中に携帯電話を使って発生した事故はかなり減少したということになりました。

取締りに対して、それでも運転中に携帯を使いたいドライバーは電話を手に持たなくても通話できる「ハンズフリー」装置で、摘発を避けようとしています。

ハンズフリーは規制対象外？

ハンズフリーは周囲の音が聞こえない両耳がふさがるタイプは認められていませんが、規制の対象外です。

ここで問題となるのは、違反にならないハンズフリーを使用して携帯の通話をすることで事故の危険性はなくなったのかということです。イヤホンマイクは頭に直接つけて通話するより、被曝が少ないことから電磁波対策としてもすでに一部で利用されていました。

ハンズフリーを違反の対象からはずしたのは、事故の原因があくまで、着信して電話機を探したり、応答のために操作したりすることで前方不注意になることが事故の原因だ、という判断からです。九六年に警察庁が各国のルールの制定状況を調べてまとめていた際、スイス、イタリア、オーストラリア、ポルトガル、マレーシアなどの罰金の事例を挙げ、いずれもハンズフリーを対象から外していたことから判断したものと見られます。

マレーシアの場合、九六年八月から運転中の携帯電話を禁止し、違反者は一〇〇〇マレーシアドル（約四万三〇〇〇円＝当時）または禁固三カ月、二度目になると罰金二〇〇〇マレーシアドル（約八万六〇〇〇円＝当時）または禁固六カ月という重い罰則です。しかしハンズフリー使用なら対象外なので通信事業者は対応機種を販売して、またこれも商売に結び付けています。

アメリカでもニューヨーク州、ニュージャージー州、コロンビア特別区では、運転中に携帯電話を手にして話すことが禁じられています。コネチカット州では、二〇〇五年の十月一日よりハンズフリーキットの使用が義務づけられました。シカゴやニューメキシコ州サンタフェ、マサチューセッツ州ブルックラインといった都市では、車にハンズフリーキットの取り付けを義務づけているということです。

一方、車の中での携帯電話の使用を行政側で制限させないようにしている州はフロリダ、ケンタッキー、ルイジアナ、ミシシッピー、ネバダ、ニューヨーク、オクラホマ、オレゴンの八州もあります。これはドライバーの運転教育を強化すべきであるという主張によるものとされています。

しかし携帯電話による事故の原因は前方不注意によるものだけと言えません。実はハンズフリーでも危険性があることを研究者らが指摘しています。警察庁の調べでは、ハンズフリー装置使用中の人身事故は二〇〇三年一七六件あり、二人が死亡しています。

ハンズフリーで「視野は狭くなる」

ハンズフリーの携帯電話が自動車事故の防止に役立たないとの報告があります。オーストラリア、シドニー・ジョージ国際保健大学のマーク・スティーブンソン教授が二〇〇五年七月に発表した調査で、衝突事故をおこしたドライバーの記録をひとつひとつ拾い上げた世界初のものです。電話の会話が引き起こす注意散漫は、受話器を手に持つことによる影響と同様に、運転技術に影響を及ぼすことが確認されました。調査の統計的な分析によると、自動車が衝突を起こす確率は、ドライバーが携帯電話で話している時、電話を手にもっているかどうかにかかわらず、会話によってほぼ四倍になるというものでした。

ハンズフリーの携帯電話での会話は、同乗者との会話以上に注意散漫になりがちだとの指摘です。同乗者は道路状況を見ながら話すが、携帯電話で話している相手は、ハンズフリーであろうとなかろうと、道路状況を分からずに話すからで、運転の判断と通話の相手の返事についての考慮を同時にしなければならないからだと原因を説明しています。

同様に日本でも「話す内容が難しくなるほどドライバーの反応は遅れ、会話に集中するほど視野が狭くなり、周りの状況が見えにくくなる」と「ハンズフリーでも、運転中に通話するだけで注意が散漫になる」ことを北大大学院の萩原亨助教授（交通システム工学）が警告しています。

ハンズフリーで事故増 『信濃毎日新聞』記事　長野県

2004年1～8月　長野県内携帯関連事故件数

	事故件数	けが人数
ハンズフリー	26	34
携帯電話を手にして	20	33 （死者0）

（掛けるための操作中3件、かかってきた電話を受ける操作中3件、相手と通話中6件、「その他」電子メール操作など８件）
長野県警まとめ　2004年9月29日

2004年10月02日
　県内事故件数「携帯」上回る「ハンズフリー」通話（信濃毎日新聞社）

手で持たずに通話する「ハンズフリー」の状態で、車の運転者が携帯電話を使用中に起こした人身交通事故が今年――8月末で26件に上り、携帯電話を手にして使用して起こした事故の件数（20件）を上回っていることが29日、県警のまとめで分かった。11月1日施行の改正道路交通法で、運転中に携帯電話を使用すると、罰則が適用されるが、ハンズフリーの場合は、両手が使えるため適用外。専門家は「ハンズフリーでも危険性は変わらない」と指摘しており、「適用外」をめぐって論議を呼びそうだ。

　県警交通企画課は、今年から携帯電話使用中の事故について「ハンズフリー」の項目を設けて統計を取り始めた。それによると、8月末までに、携帯電話を持って使用していた時の事故は、電話を掛けるための操作中が３件、かかってきた電話を受ける操作中が3件、相手と通話中が６件、電子メールの操作などの「その他」が8件の計20件。33人がけがをしたが、死亡はなかった。

　ハンズフリーの場合は動作別に分類されていないが、同期間で26件の事故が発生、34人がけがをした。9月に入ってからも中信地方でハンズフリーで通話中のトラックの運転手が、前方注意を怠り、停車していた乗用車に追突、乗用車の運転手にけがをさせた事故が報告されている。今回の統計について同課は「はっきりした因果関係は分からないが、ハンズフリーでも危険があることを示している」としている。

　立命館大学の飯田健夫教授（人間工学）によると、ドライバーの携帯電話に外から電話し、簡単な質問に答えさせる実験で、答えている間は視点がほぼ固定され、視野内の信号への反応も遅くなることが分かったという。飯田教授は「ハンズフリーでの実験はまだしていないが、ハンズフリーでも運転中の通話は眼球運動や判断能力を低下させ安全運転に支障をきたすと考えられる」と話している。

　英国の保険会社の実験では、ハンズフリーでの携帯電話の通話時は酒気帯び時よりも速度や前方車両との距離を一定に保つことが困難になり、多くの警告標識を無視した――との結果も出ている。

　警察庁は、長野県警の統計について「詳細が分からないのでコメントできない。運転中のハンズフリーを認めないとすれば、運転手が同乗者と話をすることも認めないということになってしまう」（広報室）とし、ハンズフリーでの携帯電話使用への罰則適用は検討していない。

またハンズフリーでの反応時間が遅くなることを確かめた実験結果が出されています。大同工業大（名古屋市）工学部の鈴木桂輔助教授（制御工学）は、通常の運転、携帯電話を手に持って話しながらの運転、ハンズフリーで話しながらの運転の両方について、前方や横に置いたランプの点灯に反応するまでの時間を比べました。前方からの点灯ではほとんど差がなかったが、横からの点灯では、手に持って話しながら運転した場合は、通常の運転に比べ二・二倍、ハンズフリーの場合でも一・七倍の時間がかかったというものでした。（『朝日新聞』二〇〇四年十一月二十四日、『読売新聞』十月二十四日などから）

アメリカでは多くの州がドライバーの携帯電話を禁止しないようにしているのですが、その理由とはドライバー教育を強化する方が効果的という考え方に加えて「ドライバーたちが、ハンズフリーならば安全という誤った印象を受ける」ことを避けようとする趣旨と言われています。

警察庁は「運転時は携帯電話の電源を切るなどして、電話に出ないようにするのが望ましい」と話しています。違法駐車やスピード違反と同様のいたちごっこが続くことでしょうが、携帯電話というあらたな機器の登場が交通安全も逆行へ導いていることになります。

盗難防止装置があったら　「立ち止まらず通り過ぎるべし」

図書館などに設置されている盗難防止装置は電波式、磁気式、音響磁気式など方式に違いがあるものの、いずれも電磁波を使うものです。

二〇〇一年ごろ、東京の多摩市にある図書館に勤務する職員から健康被害の訴えが起こり、厚生労働省への申し入れがあり、多摩市当局も調査を行いました。しかし結局、電磁波が原因としては認められず、不調を訴える職員を配置転換して「収拾」されました。

この装置からどれだけ電磁場が発生し、人があびることになるのか、私たちは実際、何度も測定しました。ある大学の図書館の場合、ゲートの中央部で七七八ミリガウスありました。装置にさらに近づくと最大四六〇〇ミリガウスにまで達する数値です。装置の発生する磁場の周波数は一四キロヘルツで、電線で使用されている周波数より高くなっています。現在、国や電力会社などが利用している国際指針である非電離放射線防護委員会（ＩＣＮＩＲＰ）のガイドラインでは六二・五ミリガウスです。このガイドラインは現状としては大変に甘いもので、電力設備の五〇ヘルツの場合は一〇〇〇ミリガウスとなります。三または四ミリガウスでリスクが議論になっている現在、住民にとってまったく役に立たないものです。その甘いガイドラインでさえ大きく超えてしまうのがこの盗難防止装置なのです。

この装置で心臓ペースメーカーがリセットされてしまった、という事故が実際に起こっています。八〇歳台の女性が図書館の出入り口をゆっくり通った際、埋め込み型心臓ペースメーカーのプログラムがリセットされ基本設定に戻ってしまいました。本人に自覚症状はなかったものの、月一回の定期健診の際に判明し、その後、東京都内の医療機関の担当医が図書館に同行し、リセットを確認、二〇〇一年六月に輸入販売業者の「日本ビタロン」が厚生労働省に報告して、同省から報告されました（『朝日新聞』二〇〇二年一月十八日より）。「電磁波」が原因でペースメーカーに影響を受けたことが特定されたのは初めてのことでした。二〇〇〇年六月にも原因特定はできなかったものの、同社製品でリセットの報告が一例あったとも報じられています。たとえ本人が亡くなるなどの事故が起きても通常の場合、因果関係の証明は不可能なことです。

厚生労働省は、「盗難防止装置及び金属探知器の心臓ペースメーカ等への影響について」の中で「図書館等の公共機関や商業施設の出入口には、容易には確認できない場所に盗難防止装置がカモフラージュされている場合があることから，出入口付近では立ち止まらずに通り過ぎるようにしてください」としています（医薬品・医療用具等安全性情報一七三号平成一四年一月一七日）。

第3章　子どものこころ

ケータイ依存症はタバコ、アルコールと同様？

くらしが変わり、携帯電話の日常の使用が個人の感性にも影響を及ぼし、もはや病的だという人は少なくありません。一日でも携帯電話がないと不安で落ち着かないという人はすでに携帯依存症である、と言われます。一見普通の人々も、自覚は無くとも、実はこの「携帯依存症」の状態であるかもしれません。突然奪われると禁断症状を呈してしまうようならアルコールやタバコと同様の習慣性があるのではないかと疑ってみる必要があるのではないでしょうか。

アルコール依存症の場合、その禁断症状は、頭痛や発汗、手指などのふるえ、などがあり、さらに重くなると妄想や幻覚なども起こるということです。これを逃れるためにまた飲酒する、ということでさらに悪化していきます。

無意識のうちに飲酒量が増え、いつの間にか依存症に陥ってしまうという危険性があり、慢性疾患に陥る、人格が変わり攻撃的・他罰的・自己中心的な性格になる、あるいは逆に自虐的になり、後悔・不安・孤独にさいなまれるようになるそうです。

そして最も恐いことには一旦アルコール依存症になったものが元の、時々飲むにしても問題のない人（機会飲酒者）に戻ることはほとんど不可能であるとされていて、家族も不幸にするケースも少なくない、というのです。家族との信頼関係の亀裂から崩壊に至る原因となったりします。さらにアルコール依存症の人は、そのような疾患に罹っているとの自己認識や、飲酒運転に対する罰則強化などの世間の動向などとは無関係に、飲酒運転を繰り返し、悲惨な交通事故を起こし、自他の身の破滅を招くこととなります。タバコの場合、禁煙しようと試みても成功する人は少ないのが現状であることは誰でも良く知っています。

電磁波問題ではいまだ中途半端な報告しか出されず、基準の提案も先延ばしを続けているWHOでも、ことタバコ規制枠組条約（FCTC）最終草案本文では、タバコ製品が、毒性、発ガン性のあることに加えて、依存症を引き起こし、それを維持するよう作られていることを認めています。

禁煙に失敗してしまったのは、その人の意志が弱いからではなく、ニコチンの依存性が強力だったからだということです。いずれにしても長い年月で体が逃れられない状態に陥ってしまったのです。

携帯電話を使い続けることで、通話できなくなったり、携帯を無くしてしまったときにパニックを起こしてしまう、あるいはタバコやアルコールと同様の禁断症状が起こったりすれば、一歩進んで「ケータイ中毒」と言えるのかどうかです。

広がる「ネット中毒」

心理学や神経科学の用語として「携帯依存症」や「ネット中毒」が定義されているわけでは

ありません。定義されるかどうかは、依存状態が続けば、コカイン中毒のように脳を損傷したり、アルコールやタバコのように健康障害が引き起こされるという結果を伴うことが確認されているかどうかが決め手です。そして携帯電話を過度に使用したことで「中毒性がある」という表現も見受けられます。

韓国や中国では「インターネット中毒」と称されて社会問題になっています。一日長時間インターネットに没頭し、精神的に不安定となり、生活も不規則になって家族との会話も少なくなり、インターネットをしていないと落ち着かない、などの症状が現れる「ネット依存」だと言われます。さらに学校に行かなくなったり、友人や家族関係が悪化するなどの障害を生み、精神的・肉体的・金銭的にも支障をきたす状態が伝えられています。

韓国では自制のきかない青少年の長時間のゲームやチャット、不正なアクセス、過剰なショッピングなどが問題になり、その相談件数は二万件にも達していると報道されています（韓国情報文化振興院）。

ネット中毒に陥りやすい子どもは、たとえば、両親が四十歳以上でパソコンにうとく、子どもがインターネットで何をやっているのか理解できない、共働きで一人っ子が多い、両親の仲が良くない、などの要因でひきこもりやいじめなどの問題につながり、こころの傷を負う、とのことです。韓国では学歴至上主義のストレスが生んだ社会の犠牲者であるとも見られています。

中国でもオンラインゲームにおぼれる「ネット中毒」の少年たちの増加が深刻な社会問題となっています。ネットカフェに入りびたりの後自殺するといった事件や、ゲームに夜中まで熱中していて学校へも行かない、という子どもが増えているということで当局も対策に腰をあげました。

ネットを利用する未成年は、中国全土で約一八三〇万人。政府系の「中国青少年ネット協会」のアンケート調査によると中毒患者は中学生が最も多く、二三・二％に達し、地域別では、内陸部の雲南省が最も多く、必ずしも経済発展に比例していないことも分かった、といいます。未成年のネット利用者の一三・二％に「中毒症状」が見られたということです（十三歳〜三十五歳の約一五〇〇〇人対象）。ということは全国では二四〇万人がネット中毒だという計算になります。確認した人数だけで比較すると格段に多くなりますが、韓国でも日本でも実際には表面化していない隠れた「中毒患者」が相当数にのぼるものと見られなくもありません。

電話だと脳が活動していない

携帯電話で話している時は右の脳の前頭前野がまったく働いていない状態であり、面と向かって直接話しているときはこの部位が活発に活動していることが実験で示されています。脳科学者、東北大学の川島隆太教授の指摘です。教授はＮＨＫ教育テレビで「脳を鍛える」の講座を担当していて脳の働きについて解りやすい説明をする先生として良く知られています。講義の中の実験で、携帯電話を使って話している時と同じ会話の内容を対面して話している時との脳の活動の違いについて比較検討した結果です。

さらにまた子どもが親と話をしている時は、知らない人と話をしている時と比べて、はるかに右の脳の前頭前野が活動している、ということです。前頭前野はヒトとしての思考、コミュニケーションなどの機能があるとされています。

これは、人と人とが面と向かって目を見て話すことが本当の意味でコミュニケーションの成立に大きな役割を果たしていることを実証しています。小さな子どもでも直接話す相手の顔を見て話しているときは、その表情しぐさの微細な部分を脳に感じ、感性やコミュニケーションの能力を育てているというのです。

このことは携帯電話に限ったことではなくて、電話なら何でも同様のことになるでしょう。対面して話すことが感情などに大きな影響を与えるということになると、普段電話やメールなどでの連絡が日常化して、相手の目を見て話しをする機会が減って育った子どもは、知らないうちにコミュニケーションの大事な部分を失っているかもしれません。普通の生活ならまったく対面のない一日ということはめったにないことだし、ましていかに携帯が普及したにしても、子どもが親と二十四時間離れて電話だけで生活ということにでもならない限り、そう心配することもなさそうですが、母親が赤ちゃんを近くに置いたまま携帯電話で誰かと話していて大丈夫なのでしょうか。

携帯電話はあるいはすでに関係喪失に大きく寄与しているかもしれません。

少し前に「ゲーム脳」が議論になりました。ゲームばかりしているときの脳波をみると脳の活動が痴呆状態と同じになっている、という報告があり、それが多くの批判を受け論争になっていました。

反論は「やりすぎれば健康被害は当然であり、ゲームのせいではない」というものです。また脳科学の専門家である養老孟司氏もゲームの愛好家で長時間していても優秀な人もいるのだからゲームのせいで中毒など心配ない、との意見です。

ケータイもゲームも長時間使用して、やめられなくなってしまう人が一定の割合で出てきます。そのような依存状態に陥る可能性のあるものとしては同類と言えます。

日本語能力の低下

また、ケータイのメールで連絡し、書くのもほとんどパソコンのワープロということになって、子どもの読み書きの習慣がなくなり、漢字は書けない、読めても意味を理解していないなど、二十歳過ぎの日本人の日本語の基本的な能力が落ちている、と報道されています（NHK、クローズアップ現代「どうする若者の日本語力」二〇〇六年十一月八日）。

すでに誰でも経験済みでしょうが、パソコンでばかり文字を打っていると、漢字が書けなくなってきます。漢字は書くということによって覚えるもので、手と脳が連動して働き、脳に記憶される、ということですが、メールをうっていると記憶力が働かず、手がすべっているだけ、だということです。

「ワープロもメールも文章を作るときは内容を考えながら書き進めますが、とりあえず入力すると漢字も文章も関連する語が先に出てきてそこから選ぶだけで書けるようになっていて、脳は考えているようで考えていない、前頭前野の働きは悪くなっている」と脳科学者から指摘されています。

しかもメールの安易さは、とりあえず相手にわかりやすく伝えるため、ちょっとした漢字さえもひらがなで送るということになり、ますます漢字から遠ざかってしまうわけです。すでに就職した若者の間で日本語能力が低いことが問題とされ、会社の中で日本語教育を行っている企業もあります。

手書きを怠ることは大人でも問題なのに、ケータイのメールを小学生のころから習慣にしてしまうと、日本語の土台が築かれなくなるといわれ、おおいに懸念されます。小学校のパソコン教育の導入についてはよく考えたほうがいいでしょう。これは日本語に限ったことではなく、英語圏の人たちもパソコン、ワープロの生活で単語のスペルを忘れるのだそうです。

書道の先生の字は実に芸術に近いものに映ります。少し前の時代のように普通に墨と筆で手紙を書いていればその延長上には芸術があり、そこまでに至らずとも芸術的センスは磨かれていたに違いありません。

生活の変化から性格の変貌

駅のホームや電車の中など人の多い、公共スペースでの人々の行動、あるいは周囲にいる知り合いなどの行動に垣間見える、人の性格の変化を観察、分類してみたいと思います。

【近くの仲間より遠くのメル友】ある農作業の体験グループに参加した六十過ぎの男性、田んぼの作業の体験や自然のすばらしさに感動、その喜びをすぐに自分の友人にメールをします。しかし周りにも仲間がいるのです。近くにいるその仲間たちとの間で感動を共有することはしないままで。その男性は料理教室にも行っているそうです。さて料理教室のときも、作った料理のおいしさを食べながら誰か外の友達に携帯メールでお知らせするのでしょうか。

【スローな不手際】都内で行われたとある環境関連のイベント。スローライフにあこがれる人たちの集まりです。事前に予約してあるのでスムーズに会場に入れると思いきや、受付の前に大行列。そのだんどりの悪さ、受け付けの数人のスタッフは携帯で話をしていて本来の業務はそっちのけでした。そのイベントの予約受付電話番号は〇九〇で始まるもので、その行列の最中にも、主催者は携帯の対応で受付の業務に集中できない有様です。もう開会という段階になっても主催者が携帯電話で対応しています。スローライフのために効率を求め、携帯電話を持って逆に不手際を起こしています。

【希薄になる関係】ある印刷会社はお願いした印刷物をきれいに仕上げることで信頼されて

いますが、営業担当者が携帯を持っていることで時間にルーズになっています。「では何時ごろに伺います」と答えたきりその時間にやって来ない、といったことが往々にしてあるのです。携帯に振り回され、行動は朝の計画通りには進まず車の中で携帯に呼ばれて優先する仕事に向かってしまうようです。落ち着いて商談する時間をとることはなくなりました。玄関先で原稿を渡し、二、三の注意事項の確認をするだけです。

【みえはり】電車内で、若い女性が用事もないのにさっき別れたばかりの友達とずっと携帯電話で話しています。夜遅いこともあり、「私は一人じゃない」と他人の目を意識しているようです。デート中にでも友人から電話がかかってくるようにその前に電話しておく、という小細工をし、誘いも多いのだということをわざわざアピールするために携帯電話を使っています。内容は問題ではなく、見た目のために必要なグッズとして持っているわけです。電車内の迷惑な着信音はたかだかそんなことのために使用されています。「最もデリカシーのないと思われる行動は何？」を検証すると、男性が女性に対して感じる場合の一位は「一緒にいて携帯電話に出る」というものでした（テレビ番組「トリビアの泉」二〇〇六年六月二十一日放送）。

【会議を軽視】企業や役所の会議なら携帯電話をオフにするぐらいのルールは当然。しかし自由な仲間の集まりだったりすると、特にいちいち「携帯の電源はオフにしておいてください」などと仕切る人もいないような会議もあります。あるいはルールや規約はこれから、といった相談のグループだってあることでしょう。そんなとき、一〇人ほどの集まりで提案者のところに携帯電話がかかりました。彼は話しながらそろそろとその場をはずし外に出て行きます。しかも参加者を二時間以上待たせたまま戻らなかったのです。あとで聞くと、急用で、といっても実にプライベートな用事で家族に呼び出され、そのためにそのまま自宅へ帰って行ってしまったということなのです。グループのメンバーには何も告げないままにです。その間、集まった人たちは雑談で時を過ごすしかありませんでした。急用に対応できるという携帯電話のためにいかなるムダを他人に強いたことでしょうか。その判断さえも携帯が奪ったというものです。会議中に着信音を鳴らしてしまう人は仲間を軽視している、ということに気がつかなくなってしまっているようです。コンサートの際のように、その時のその場の空気をもっと大事にするという感覚が携帯によって徐々に失われていると見られます。

【さびしがりや】 中・高校生の中には一日中携帯電話がつながっていなければ不安なので電源を切らないという子も多くなっています。いつでも誰かとつながっていることが普通の状態になり、電源を切ってそれが遮断されると個室に閉じ込められたようで不安に陥ります。トイレでも風呂に入っても電話を手離さない、だから勉強するひまなどありません。グループの中からはみ出してしまうこと、無視されているのではないか、こうした不安が基礎にあってケータイ・メールをひたすら打ち続けるというのです。こうしてメールの時間はますます多くなり、中毒のように抜けられなくなります。

高校生のメールのやりとりでは、「毎日が年賀状のようだ」と当人がいいます。用事はないのに、相手のことは忘れていないこと、連絡をくれたらすぐに返事を出す、という儀礼的なコミュニケーションなのだそうです。実際は自信のないコミュニケーション、つまりは希薄な関係なのです。そんなことを気にしなければ、どれだけの時間を読書や自己の向上に振り向けることができることでしょうか。ある沖縄の女子高校生は「十代の一番いろいろなことを学べる貴重な時間のほとんどを携帯メール打って過ごしてしまうのは、とてももったいないこと」と話していました（ＮＨＫ教育テレビの「真剣十代しゃべり場」で）。

「ネット中毒」対策

「ネット中毒」への対策として韓国、中国ともに社会全体としてこの問題への取り組みがされています。韓国情報文化振興院では「インターネットお休み学校」を実施しています。これは山間部に泊りがけで出かけ、自然と触れあうとか、キャンプ活動などすることでインターネットのない生活を送ってみるというものです。

韓国政府の取り組みはすでに二〇〇〇年から行われており、家族にできることとしてパソコンはリビングルームに置くことを呼びかけるキャンペーンを行い、インターネットは親子でやるもの、父親は午後九時までには帰宅して家族の会話を増やし、親戚との付き合いを頻繁に行うことなどを訴えています。また韓国ＩＴ業界大手のサムスン系の研究所がネット中毒の対策マニュアルを作成、情報通信部傘下のインターネット中毒予防相談センターでは、インターネット中毒者のための個人・集団による面接相談のほか、電話相談、メールによるサイバー相談など、様々な形のカウンセリングを提供しています。

中国では、北京に「ネット中毒」で学校に行けなくなった少年たちに軍事訓練を行い矯正する治療施設ができているとのことです。これは中国人民解放軍の新兵教育施設で「青少年心理成長基地」といい、二〇〇五年三月に専門治療機関として開設された軍病院の付属機関です。外部との接触は一切禁止。毎朝六時起床、四十分間の体操。朝食後、二時間の軍事訓練を行っています。訓練は集団での整列や歩行など、指示通りの行動が求められる基礎的なものですが、近くの訓練林で本物の銃を使った射撃訓練もあり「ゲームでは銃を撃ちまくり簡単に人を殺す。本物の銃を使うことで現実に向き合わせるのが目的」ということです（『朝日新聞』二〇〇七年一月六日から）。入所者は十三〜十七歳の約六〇人。二年足らずの間に全国から計約一三〇〇人が入所、九割が男子で、一〜三カ月で「八割が中毒を克服した」と軍医は語りました。

さらに国家新聞出版総署がオンラインゲームに実名と身分証番号を登録しないと参加できない「オンラインゲーム実名制」の導入を決め、七つのオンライン業者の協力で試験中とのことです。これで解決へ向かうのかどうかはともかく、政府機関がこれほど真剣に取り組みをしなければならない事態は、インターネット中毒の深刻さを表しています。

日本では健康、人間関係、個人的な金銭的事情にも悪影響を起こしていない、と言えるのかどうか。しかし現状ではそれほど問題にされていないようです。それは中国や韓国のようにネットなどの普及が急速で、若年層の生活場面での対策が追いついていないから、と見るべきなのでしょうか。しかし日本が仮に対策に追いついているのだとしても顕在化しない変化が起きている、と考えられないでしょうか。

子どもの脳への影響

携帯電話を成長の過程にある子どもが安易に長時間使用して、白血病や脳腫瘍など健康への影響がないのかは心配です。一章で書いたとおりイギリスなどでは子どもの使用について警告がされています。

子どもより赤ちゃん、さらに胎児と、発生の段階に近いほど細胞分裂が活発なため、遺伝子に悪影響が出てきます。子どもはタバコやアルコールばかりでなく、化学物質、紫外線、放射線などの環境因子に対する感受性が大人より高いことが知られています。

子どもの場合、高周波の電磁波では脳組織の伝導性（電気の通りやすさ）がより大きく、まだ頭骸骨も発達段階なので薄く、頭自体の大きさも小さいため、吸収率が大きくなり、リスクが大きくなると言われています。さらに小学生のような子どもの世代から使い始めると当然、生涯にわたるトータルとしての電磁波の被曝量も多くなることになります。

高圧線下の電磁場がＩＡＲＣ（国際がん研究機構）によって「発ガンの可能性あり」という二Ｂの発ガン因子にランク付けされたのは、二〇〇一年のことですが、これは小児白血病の疫学

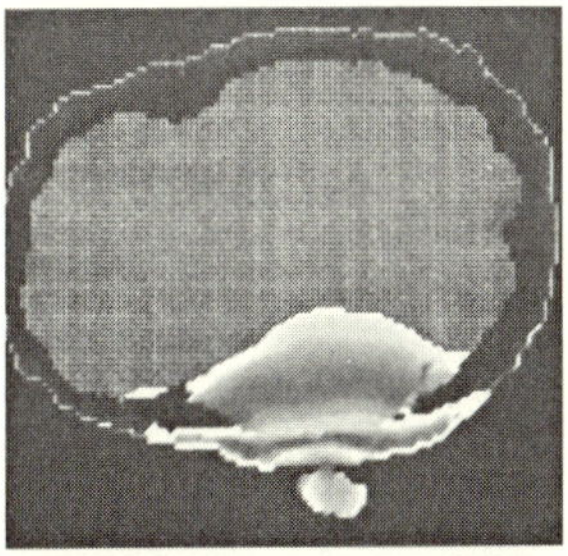

大人の頭を電磁波が貫く様子

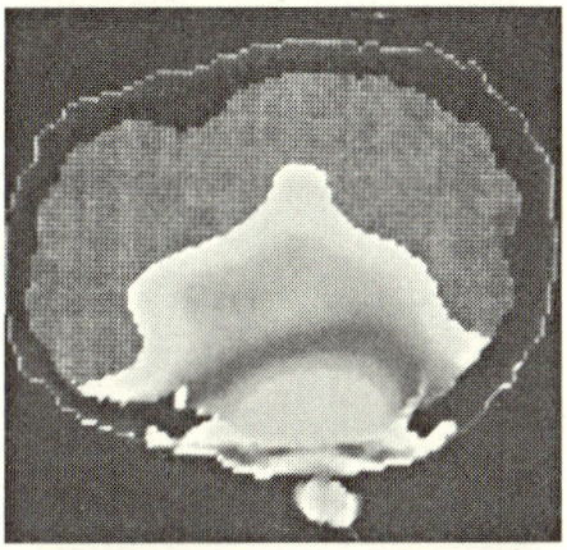

10歳の子供の頭を電磁波が貫く様子

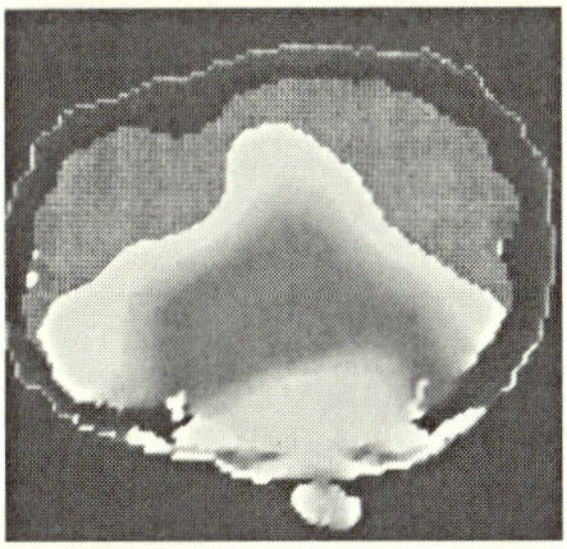

5歳の子供の頭を電磁波が貫く様子

オム・ガンジー博士の研究より。電磁波が子供の頭を大人の頭よりはるかに深く貫く様子を再現したコンピューター・イメージ（同縮尺に調整済み）『携帯電話：その電磁波は安全か？』（カーロ他著、荻野晃也監修、集英社）より引用
＊訳注：SAR値が下に示されている。メッシュ状の範囲が脳で、下の突起部分は耳。耳および頭の下部が～1W/kgのSAR値、灰色部分が～0.34W/kgのSAR値、上方の白色は～0.1W/kgのSAR値を示している

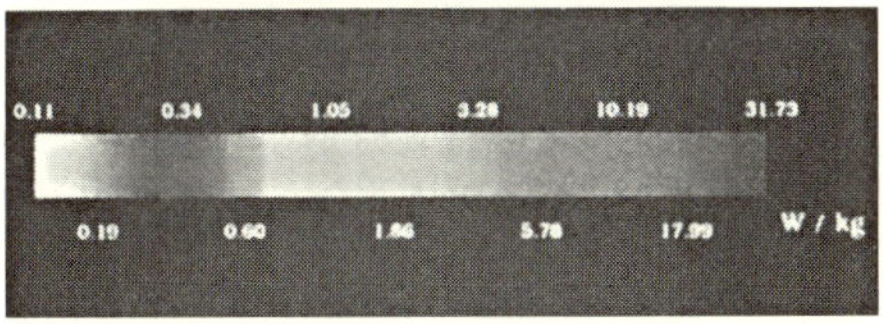

調査に基づいていました。こうした議論に時間がかかっている間に影響が出てきてしまうと取り返しがつかないことになりかねません。

大人であればいいというわけではありませんが、普及が進んでいる現状では、子どもを守ろうということがまず優先されます。ヨーロッパの各国で、国レベルあるいは医師団体などが積極的な勧告をしています。

イギリスでは八歳未満の子どもには携帯電話を使用させないように、と英国立放射線防護委員会（NRPB）が二〇〇五年一月に報告を出し警告を発しました。NRPBは英保健省の管轄にある独立研究機関で、この調査の責任者であるスチュワート博士が一月十一日、記者発表で報告したものです。

「十代の子どもを持つ親なら、身の安全を守る対策として携帯電話を子どもに持たせたいと思うかもしれません。それは個々人の選択です。でも携帯電話があるからといって常に身を守ることができるというものではありません。ただ、子どもが三～八歳の場合、そのような理由で持たせる必要は、私はないと思います」「八歳～十四歳については、持たせるなら保護者はしっかりとした根拠に基づいてそう判断しなければならないでしょう」と対策を勧めています。

「子どもは巨大市場」

ここまで携帯電話が普及したのには、買う側に持つにいたるいろいろな動機があるからでしょう。きっかけの第一に「子どもの安全のため」という理由が目立ちます。小さな子どもをまき込んだ誘拐や殺人など不可解な事件の発生が目立ち、その対策として子どもにも携帯電話を持たせて安全を図ろうとする動きが盛んです。それが健康リスクや大人社会に巻き込まれるリスクを見えにくくしています。

日本では、すでに小学生も四年生で三〇％が携帯を持っており（二〇〇五年の都内の小学校）、神奈川県教育委員会などの調べでは二〇〇五年六月現在で神奈川県内の小学校六年生の三七・二％、中学校三年生六四・二％が携帯電話を持っているということです。

ドコモは二〇〇五年五月から関東地方の小、中学校、高校に講師を派遣し、生徒を対象に、携帯を使う際のマナーやモラルなどを教えようと呼びかけ、「安全」を売り込んでいます。

そして業界団体（社団法人日本教育工学振興会）は学校関係者を対象に「今後、携帯電話が、学校教育でどのように活用できるか」を考えようと呼びかけ、「授業で使う」「家庭と結ぶ」「学校と携帯電話の今とこれから」をテーマに各地でセミナーを開催して、小、中学校への進出を図っています。高校生は私立の場合「持っていない生徒は皆無」という状況になっているということです（二〇〇六年八月）。

これは世界中の現象で、子どもに使用させないようにと警告されているイギリスでも「子ども市場」への売り込みは盛んに行われています。二〇〇四年には五～九歳の六九万人が携帯電話を所持、十～十四歳では三六六万人に及び、二〇〇五年内にはそれぞれ七五万人、三六九万人に達すると言われています。

全世界の若者による携帯関連への支出総額は一兆一〇〇〇億ドルに及んでおり、イギリスの子どもたちは、年間五四億ドルを携帯に費やしているということです。メーカーは、「四～八歳のお子様にも簡単に使える最新のセキュリティ装置付きの『マイモ』をどうぞ！」と保護者向けに盛んに宣伝しています。携帯電話事業者にとっては「子どもたちは巨大な市場」なのです。（『ガーディアン紙』二〇〇五年一月十一日、通信事業コンサルタント団体「モバイル・ユース」などから）

子どもへの売り込み攻勢の中で、それでも買い与えることを拒否しようとする親や持ち込みを禁止している学校と、子どもが事件に巻き込まれないようにと心配する親との間で議論になり、新聞、テレビ、またインターネットでも論争となり対立構造すら現われています。

GPS携帯で子どもが守れるか

〇五年十一月にドコモは、探したい子どもの居場所を地図で確認できるといううたい文句でGPS機能つきの「イマドコサーチ」なる機能がついたキッズケータイを発売しました。

GPS機能付きキッズ携帯なら子どもの安全が守られるのでしょうか。親としてはコンタクトがいつでもどこでも取れるということは安心材料でしょう。問題はその安心感がほんとうの意味での安全につながるものなのかどうかです。

長野県小諸市で小学校六年生の女の子が行方不明になる事件がありました（二〇〇六年十月二十一日）。午後三時ごろに「友達の家に泊まりにいく」と連絡があり、午後七時ごろ母親から携帯電話に電話すると「もう寝ます」などと話してそれ以後連絡がとれなくなった、というのです。それから三日後に三十代の男と一緒に警察に出頭しました。無事ではあったことは何よりです。この子の両親は日頃から連絡を密にして気をつけていたようです。しかしこのような事件が発生して、さぞ心配なことだったでしょう。この事件で、携帯は少女の安全のために役立ったのでしょうか、それともかえって危険になったのでしょうか。

連日のように報道される子どもに関連する事件や事故について見てみると。まず誘拐犯人は当然のように携帯が機能しないようにしています。二〇〇五年に奈良県で起きた小学校一年生の女児誘拐殺人事件では、犯人が女児を殺した後に彼女の携帯で脅迫するということを行いました。犯人は逮捕されましたが、持ち主の女の子はすでに殺されていたのです。ＧＰＳ機能付ならどうだったでしょうか。

イギリスで携帯電話を持った十歳のジェシカとハリーという二人の女の子がお菓子を買いに出かけて行方不明になるという事件が、二〇〇二年に発生しました。必死の捜索がされましたが携帯は通じることもなく、悲しいことに、二人とも約二週間後に遺体で発見されました。ジェシカの持っていた携帯電話のスイッチは切られ、原っぱに捨てられていたということです（『babycom』ホームページから）。

携帯電話ではだめなのでＩＣタグをランドセルなどに埋め込んでおくという話も出ています。誘拐対策のために体に埋め込むということもアメリカでは始められているとのことです。日本ではまだ犬猫か家畜などで始められています。しかしこのＩＣタグは、見ようと思えば誰でも個人情報をのぞき見することが出来る状態を作ることになります。「うちの子はここを歩いております」とお知らせして回っているのも同然で、誘拐犯が子どもを特定しやすくなる手助けをしてしまうことにもなるものです。

親の立場で考えることとは

このように、携帯は事件などのときに役に立っていない事例をあげ、説明すると「では子どもはどうなっても良いと言うのか。親の立場で考えろ」と反論されたことがあります。大変にやっかいな話し合いの状態が出来上がります。

例えば臓器移植のことで議論すると、ドナー登録制度など様々な問題が出てきます。ところが、そこに自分の子どもの命を救いたい、という一人の親を参加させるとどうなるでしょうか。議論は成り立たなくなってしまいます。臓器移植に異議を唱えることは、意図せずとも「一人の子どもを見殺しにしろ」という主張となり、その場では発言できなくなってしまうことになるからです。

「携帯を子どもにもたせるべきかどうか」でテレビの番組で議論がありました。そのとき最後に以前子どもを誘拐されたことのある女優が登場し「どうか親の気持ちをご理解ください」と涙で語りました。こうなるともう誰もものが言えなくなってしまいます。興奮状態での判断であり、冷静に最も安全な方法を求める手段を見つけようとすることができなくなってしまうのです。ほとんどの小学校でも少し前まで携帯電話を持ってくることは「学校生活には不要なもの」として禁止されていました。教室を混乱させるばかりだから学校に持ってこさせない、ということが当然だったのです。欲しくて親にせがむ子どもと、何とか持たせないようにしようとする親、という構図が普通でした。

子どもの安全のためという錦の御旗は、地震や水害のときに役にたたないということと比べても、違う意味で強力です。しかしその強さが実際は本当の意味での子どもの安全に向かっているのかどうか、子どもに持たせることで犯罪に巻き込まれる、あるいは電磁波の健康への影響などを含め、リスクも考慮に入れた上で検討する必要があります。

親が自分の子どもを虐待して殺してしまう場合など当然、役に立ちません。

安心感＝安全ではないということなのです。親の気持ちとは安全の意味をわからなくさせる心理も含まれているかのようです。

ネット社会が生んだ殺人事件

小一女児殺害事件が起きた栃木県日光市（当時、今市市）では、二〇〇五年十二月、保護者からの要望を受け原則禁止していた携帯の所持を学校ごとの判断に任せることに方針変更しました。旧今市市の小学校一三校中九校で家庭からの申し出があれば所持を認め、二〇〇六年四月、一〇〇名以上が使用しているということです。

通学に時間がかかる都内の私立では比較的早く認める学校もありましたが、最近は公立校も解禁をし始めました。品川区では防犯ブザーとPHSを組み合わせた小型端末を全児童に無償貸与しています。

都内のある私立小学校は、メールやネット機能のない通話先を限定した機種に限り、登下校時の所持を認めています。しかも使用目的は「緊急時」に限定し、保護者は機種を明記した使用許可願を毎年提出しなければなりません。

また、別の小学校では子供が学校に着くと携帯を回収、金庫に保管し下校時に本人に戻すことにしています。学校内でのいたずら、盗難、個人情報流失などの懸念が理由です。都内の私立小学校の三～四割はこうした対応を取っています。携帯電話各社も防犯機能をうたって発売し、この動きに応じて保護者の使用容認を求める声が多くなってきたのです。

長崎県佐世保市の小学校で、六年生の女子児童が同級生をカッターナイフで殺害するという驚愕すべき事件が起こったのは、二〇〇四年五月でした。二人はパソコンメールでやり取りする仲の良い友達同士だったといいます。小学生の女児が同級生を殺してしまうなどという事態は前代未聞ですが、特に特徴的だったことは、その事件の直後、教師ら周囲の狼狽ぶりに反して加害者の少女が非常に落ち着いていたということです。報道によると、クラスは荒れていたが、少女らは「ごく普通の」女子であったようです。そしてインターネットを使用してのチャットのやりとりが憎しみを増幅させていったと言われています。この事件はあくまでも特殊なもので、全国的にこのような事態が起こっているということではない、と言えるのでしょうか。

学校生活に限らず、子どもに携帯電話を持たせるということは、保護者の感覚からすれば子どもを遊園地のゴーカートに乗せてあげたような感覚でも、実際には一般公道を走るＦ１並みの性能を持った車を与えたようなもの、との見方もあります。事件は単に悪い誘拐殺人犯が起こしているのではなくインターネットの利用によってコミュニケーションの変化が起こっており、そうした状況のなかで発生した事件だと考えられます。

ネット社会の危険性に無防備な子どもたち

この事件以外にも、インターネット関連の事件の増加が顕著です。子どもが犯罪に巻き込まれたり、あるいは起こしたりという事件が目立つようになりました。保護者の思惑とは違う携帯電話の使い方をする子どももいます。メールが来たら時間に構わずすぐ返信、深夜までゲームに熱中し、ときには好奇心から「出会い系サイト」や「アダルトサイト」を覗くこともできます。そして、ネットオークション詐欺や援助交際、知らないうちに個人情報を漏洩させたり、犯罪行為という意識のないまま警察のごやっかいになるケースもでてきます。

子どものホームページやブログなどへの犯罪者の接近、暴力的なサイトなど、子どもを餌食にしようとする危険な環境にさらしてしまうことが心配されます。まだ社会の実態を知らないうちに闇の世界に通じるような道具を与えていることについては、大変危惧されるところです。

出会い系サイトでの子どもが被害者となった犯罪の検挙件数（売春、性暴力など）は、二〇〇〇年から三年間で十七倍に増加、二〇〇六年には検挙件数は一九一五件、このうち携帯電話を使用したものが九六・六％を占め、被害者一三八七人中十八歳未満が一一五三人（八三・一％）、そのほとんどが女子児童だったということです。

ネット社会はこうした犯罪や悪意からの攻撃、無法・有害サイトの問題、そしてまた、子どもたち同士のコミュニケーションから生じる問題などを抱えています。このネット社会の現状から、いかに子どもたちを守るかが課題となっています。

大人でも判断力が弱く自己中心的な人がインターネットを利用すると、人間関係を悪くしたり、快楽欲求を強めるような使い方をする恐れがあります。学校では、現実には禁止といっても収まりがつかないために、とりあえず「授業中は電源を切る」「授業中は使わない」など、秩序を表面的に維持する単純なルールを決めたり、個々に理由を書かせるなどして、持込みを認めてしまうケースも出てきています。

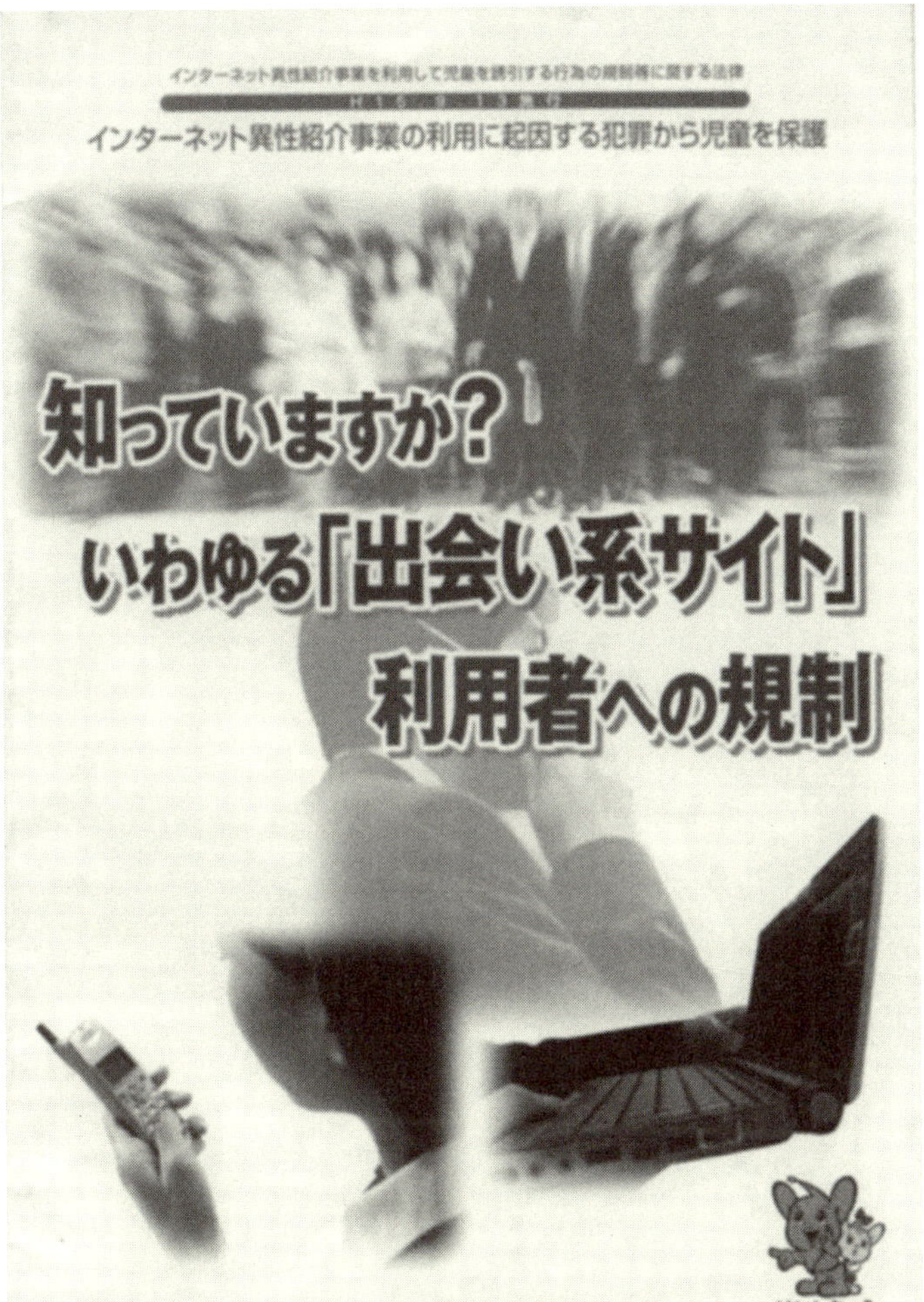
インターネット異性紹介事業を利用して児童を誘引する行為の規制等に関する法律
インターネット異性紹介事業の利用に起因する犯罪から児童を保護
知っていますか？
いわゆる「出会い系サイト」
利用者への規制
けいしちょう

警視庁のリーフレット

ある高校では授業中もメールをしていて、そのメールで呼び出されて教室から出ていく生徒もいたり、携帯のメールや辞書機能などをカンニングに使うなど、相当な混乱が起きているようです。

二〇〇二年八月に発表された「全国普通科高等学校校長会調査」では、「携帯電話が学校生活に悪影響を及ぼしている」とする高校が六四・二％に上ることが報告されています。

小学校では学級崩壊が増え、先生は携帯を取り上げることもできず、収拾がつかなくなっている、との話も聞きます。

インターネットと子どもの環境

インターネットは、パチンコ店や映画館、などのように入り口の扉があるわけではなく、また盛り場のように人目につくこともなく、実際の社会に限りなくオープンな空間で、大人も子どもも区別がないので、子どもにパソコンを持たせる場合には、その危険性に対する十分な配慮が必要です。

アメリカでは、大統領自らが「インターネットを子どもに広めよう」と呼びかけた際にも、保護者たちの間で「判断力のない子どもに無条件にインターネットを与えることは危険だ」と声が上がりました。日本ではそうした市民レベルでの対応が不十分だと言われています。

子どもが携帯やパソコンを持ったとき親が監視をし続けることはかなり困難です。どんなに

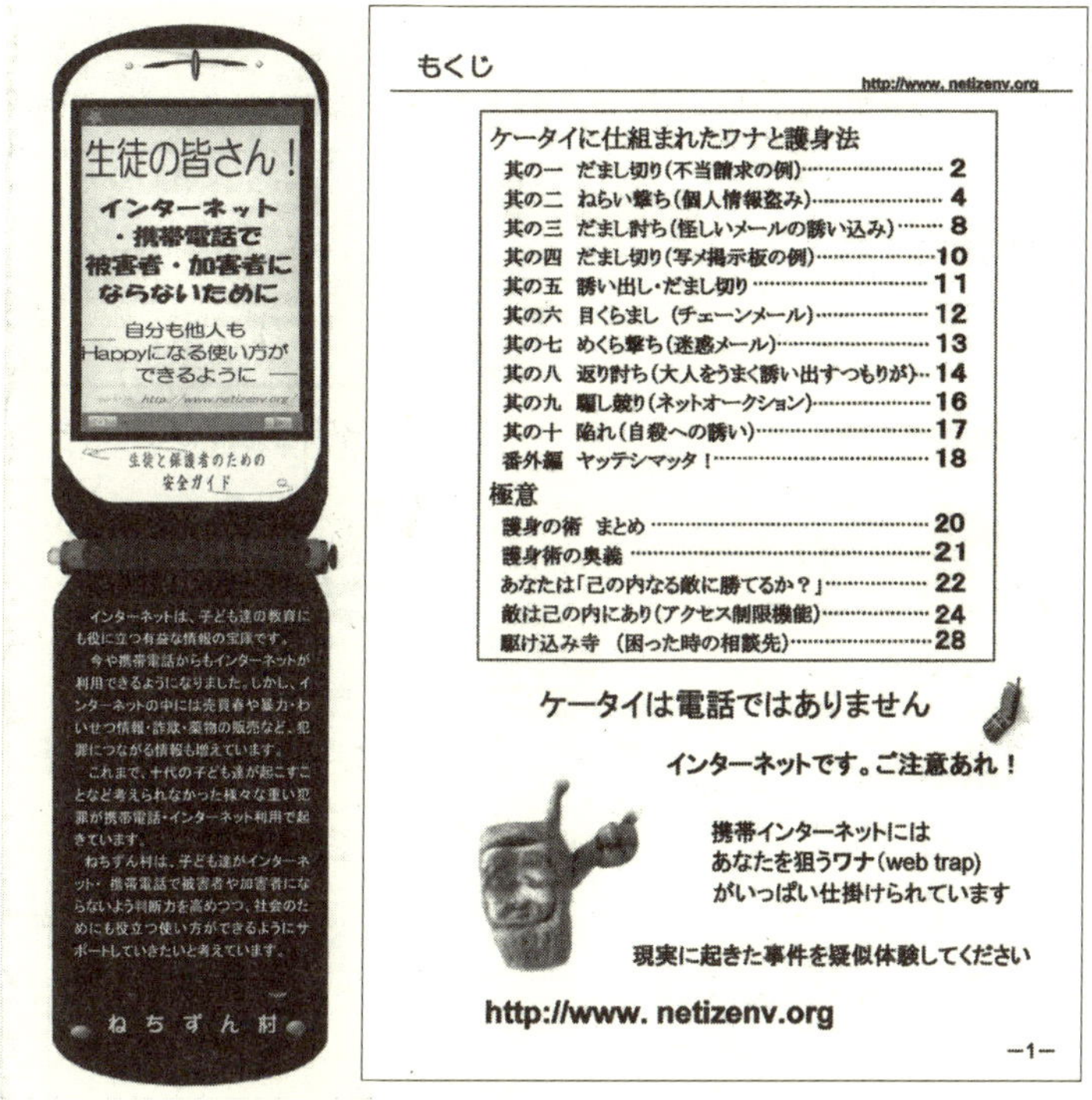

生徒の皆さん！
インターネット
・携帯電話で
被害者・加害者に
ならないために
自分も他人も
Happyになる使い方が
できるように
http://www.netizenv.org

生徒と保護者のための
安全ガイド

インターネットは、子ども達の教育にも役に立つ有益な情報の宝庫です。

今や携帯電話からもインターネットが利用できるようになりました。しかし、インターネットの中には売買春や暴力・わいせつ情報・詐欺・薬物の販売など、犯罪につながる情報も増えています。

これまで、十代の子ども達が起こすことなど考えられなかった様々な重い犯罪が携帯電話・インターネット利用で起きています。

ねちずん村は、子ども達がインターネット・携帯電話で被害者や加害者にならないよう判断力を高めつつ、社会のためにも役立つ使い方ができるようにサポートしていきたいと考えています。

ねちずん村

もくじ

http://www.netizenv.org

ケータイは電話ではありません
インターネットです。ご注意あれ！
携帯インターネットには
あなたを狙うワナ(web trap)
がいっぱい仕掛けられています
現実に起きた事件を疑似体験してください
http://www.netizenv.org

—1—

ねちずん村発行「携帯護身術」リーフレット
ねちずん村ホームページ　http://www.netizenv.org

対策を施しても子どもたちをめぐるＩＴ社会環境が安全になるという保証はありません。初心者の子どもが安全に使いこなすことはかなり悲観的です。

しかし、すでに多くの子どもが持ってしまった現状では、親としては何とか安全な使い方を教え、有害なサイトにつながらないような最大限の努力をしなければならないということになります。

大学生や高校生に「君たちが親になったとき自分の子どものインターネット利用（携帯インターネット）を監督、指導する自信がありますか？」という質問をすると、自信がない、という答えが圧倒的だった、と群馬大学の下田博次教授が明らかにしています（『ケータイ・リテラシー』ＮＴＴ出版）。「子どもを二十四時間監視できないし、携帯電話の危険性を一〇〇％教える自信がない」といった答えが多く、一人として「ＩＴ時代の子育ては任せろ」という者はいなかったということです。

下田教授は、子どもたちにとって携帯電話・インターネットが大きなリスクを持っていることを訴え、事件や事故などの危険性に子どもたちをさらしていく実態を明らかにしています。また、教授はＮＰＯ団体「ねちずん村」の村長として、講演やリーフレットの発行などで、子どもたちが携帯やインターネットを使用する上での注意を呼び掛けています。

アンケートでの学生の答えは、おそらく教授の提供する子どもたちの現状に関する情報がよく伝わっているからではないでしょうか。だからこそ実にまっとうな学生の反応が返ってきたように見えます。いずれにしても現状をふまえれば子どもたちの携帯・インターネット使用を親が監督し安全に導くことは相当に困難な事態が見えてきます。

持つ子どもと与える親の認識の大きなギャップ

学生らの経験談は親の監督がなぜ不可能なのかを語ります。ある大学生は「私の場合、中学のときに、欲しいなと軽い気持ちで言ってみたら、親がすぐに（携帯電話を）買ってくれた。しかし自分が親の立場だったら、こういうものをそんなに簡単には買い与えないだろう」「『仲間はずれにされる』と言われても『自分で買え』と言いたい」、と答えています。

つまり自分の経験で、自分の行動を親に安心させたり、親とのコミュニケーションをとるために携帯電話を欲しがるのではない、ということをよく知っているからです。形式的に親に連絡をしておけば、もっと自由に友達と交遊し、さらに広い交遊関係を期待できること、それが最大の理由なのです。むしろ親から自由になることを求めているので、より冒険の方向へ意識が向かっていることは明白です。

こうしてまんまとだまされ買わされた親は、自分も持って家族のコミュニケーションをなくしていくことになります。家族での食事中もそれぞれが携帯メールをしながらの風景はごく小数でしょうが、調査によると食事中に携帯電話を持ち込むことを注意する親は五三％、つまり注意しない親が四七％いるということなのです。

携帯電話は電話ではない、というのはカメラなどがついているからではなく、個人利用の性格をパソコンよりも強くもっているからで、毎日数十通のメールのやり取りをしている中学生や高校生も多いといいます。この単なる形式的な友情のような関係の維持のために面倒でも時間を置かずに返事をすることになります。

いつもの絵文字がないとそれだけで「怒っているのではないか」と不安になってしまうとか、ニュアンスが伝わりにくいから気をつけよう、といったことはすでにかなり前から学校などで指導されて常識となっていて、メールでのトラブルを経験したり相手を不快にさせないためのマナーについてもそれなりに徹底がされているようです。しかし時間や友人の数にも限界はあります。

十代の娘をもつ母親は、子どもが一生懸命返事を打っているのでそれを見ていてかわいそうに思ったと話していました。「娘は自分の体調の悪いときでも、また機嫌が悪くてもそれを抑え、気を使って元気な姿を見せようと最大の努力をしている。そうして実際はすごく疲れている。必要以上の分別を要求されること、これは大人よりもしんどいことになっている」と。

キッズケータイ大流行で激論

ＧＰＳ携帯を子どもに持たせるかどうかについては新聞、テレビ、ネット上でされている議論をまとめてみると、「通学の距離が長く不安なので持たせたい」「子どもは言うことを聞かないで遅く帰ってきたりするので、あったほうがいい」「携帯にまかせきりで安心して警戒をおろそかにするつもりはない」といった持たせたい親の意見がある一方で、持たせないという親はその意見を次のように記しています。

【意見】

・今の日本は、昔に比べれば物騒な社会になったと感じている人が多いだろうが、地域でパトロール活動も盛んに行われているし、学校でも注意を払っている。

・GPSによって子供の居場所確認できる携帯電話は、子供がどこにいるかすぐ分かり、いつでも子供を監視できるようだが、私は買わない。

・GPSどころか、携帯電話さえ必要ない。今のところ、子供が高校卒業するまでは、携帯電話を持たせるつもりはない。GPSで子供の居場所が分かるということは、「安全」のためには便利なことは認めるが、この安心感は、子供への過剰な「管理」、子供への「信頼感」、子供との「会話」と引き替えのような気がする。子供の居場所が分かるので、「子供にどこへ行っていたの」という会話がなくなるかもしれない。子供にいつでも連絡できるという「安心感」のため、門限をなくして夜遅くまで外で遊ぶことを許している親がいる。「安全」という絶対的とも思える価値観にも、副作用がある。私は多少のリスクを背負ってでも、安全装置としての携帯電話の副作用を怖れている。

・親は、「安全」のために携帯電話を持たせたのに、子供はメールがなければ人間関係が築けなくなってしまいそうな世の中になった。人間関係も「仮想的」になっている。親と子の持つ理由が異なっている。

・「安全」とは「危険」を取り除くことではない。刃物が危険だからといって、子供に持たせなかったらどうなるのか。刃物の使い方、車が危ないからといって、親が子供を車で送迎しているとどうなるのか。「安全」は「危険」を通じて学ぶべきところもある。

・子どもは冒険して親に頼らず自分の意思で行動するようにいずれならなければならない。いつも親とつながっていて行動に許しを得たり、次に行く場所の指示を受けているのでは人間として肝心な、自分で判断し自ら危険を乗り越えていく行動力が育つことはなくなってしまう。心配でもひとりで旅をさせることが成長に欠かせないのではないか。そうした子どもたちを地域で見守ることこそ大事だ。機械に見張りをさせるようなことはしたくないものだ。

手がつけられない「学校裏サイト」

「学校裏サイト」と称される大きな問題が持ち上がっています。

中高学校の公式サイトとは別に、子どもたち自身によって学校行事、テストの情報交換や、放課後のおしゃべりを楽しむために作られたサイトが次第に先生のうわさ話、中傷やいじめに使われる事態に及んでいるというものです。仲の良い仲間だけで交流としてのサイトで仲間だけにアドレスを知らせ、そこに集まっているので検索しても見つけることは難しく、それで「裏のサイト」なのですが全国で一万五〇〇〇も作られていると言われています。

一度誹謗中傷やうわさが流れると、その情報が事実かどうかに関係なく、周囲に知られることになり、集団的ないじめに発展しやすいという問題があります。ふざけていて、それを本人が知って殺人事件になることもありました。

事件が起きて、校長が朝礼で「こんなことはやめろ」と怒鳴ったら、その学校の裏サイトにはすぐさま「やめさせられるものなら、やめさせてみろよ」という挑発的な書き込みが行われるなどのことが起こっています。もはやこうなると学校としては、手がつけられない状態です。中傷メールを送った女子中学生が先生に注意されたら、そのあと自殺してしまったという事件も起こっています。

群馬大学の下田教授は「学校が『子どもにケータイを持たせてください』と親に頼んだわけではなくて、親が自分の判断で子どもにケータイを与えているわけですから、その責任も親が担うべきです。親が学校に対して『学校で何とかしてくれ』というのは無責任であり、本末転倒です。学校としては集会を開いて保護者を集め、『皆さんが子どもに与えているケータイというのは、こんな機能があって、その機能を使ってこういうことが行われているんですよ』ということをきちんと伝え、親自身に考えてもらう必要があります」と警告しています。また、情報モラル教育を行う学校が増えています。「多くの子どもはそうしたお説教や道徳論のような話はバカにして聞こうとはしないが、『ネット世界で危険な目に遭わないためにはどうすればいいか』といったリスク情報には強い関心を示すので、リスク回避の方法を伝えていくことが、子どもの心に一番響く」と語っています。

総務省のフィルタリング「要請」

二〇〇七年十二月、総務省は「フィルタリングの普及促進」を携帯電話事業者等に要請しました。特に二〇〇七年に入ってから、「学校裏サイト」「ネットいじめ」がマスコミで取り上げられ、話題となったこと、などから子どもたちの携帯電話から有害なサイトにアクセスができないようにしておく対策が打ち出されたものです。

フィルタリングの方法は主に、携帯電話会社の公式サイトから、有害の恐れのあるサイトを排除し、残ったサイトの閲覧を許可する「ホワイトリスト」と、一般サイトを含め、有害情報サイトだけ遮断する「ブラックリスト」の二つの方式があります。ドコモとKDDIは原則ホワイトリストを適用し、希望者にはブラックリスト方式を提供し、ソフトバンクと、PHSのウィルコムはブラックリスト方式を標準適用する方針ということです。

この総務省「要請」により、携帯電話・PHS各社は十八歳未満の未成年者に対し、新規加入時に親権者が「不要」と申告しない限り、フィルタリングサービスを自動的に適用するという方針を発表しました。既に加入済みの十八歳未満の利用者に対しても、同様に通知を行った上でフィルタリングを適用するということです。携帯事業者は総務省の「要請」を受け、このようにそれぞれのフィルタリング対策を打ち出しました。

しかし、この対策にネット関連業界大手、ミクシィや楽天などは反発しています。優良サイトだけしかつながらない方式である「ホワイトリスト」が浸透すれば、成長鈍化は避けられない、健全なサイトもシャットアウトしてしまう「過剰規制」であるという主張です。

携帯サイト関連市場は、二〇〇六年には九二八五億円と、パソコン系サイトを上回る伸び率で成長してきました。携帯のネット利用を牽引してきた競売サイトやネット商店街、ゲーム交流や携帯小説は、ほとんど一般サイトのため接続が規制されることになります。総務省が開催した有害サイトに関する検討会（二〇〇八年一月）では、ネット関連サービス大手の社長らが出席して閲覧規制は厳しすぎるとする反対意見を述べました。ネットのニュースでは、「フィルタリング義務化はケータイ文化の『死』でしかないのではないだろうか」といった主張（『日経トレンディネット』二〇〇七年十二月二十日）もされています。

こうした事態に当の総務省も及び腰になり、「フィルタリングの在り方について検討会」では先の「要請」を後退させ、「ブラックリスト」のみの適用を促していく方針になっていることが「サイト関連」ニュースで伝えられています。

有害なものだけを選択して排除することが困難で、ただでさえ実効性の不完全なフィルタリングはさらにザルになり、有害サイトから子どもたちを守れる見通しは暗くなっています。

第4章　携帯電話は災害時・緊急時に役立つか

現在のように普及していれば死者は少なかった？

阪神淡路大震災の場合

「携帯電話はもう手離せない」という、その理由として「緊急の際に役に立つ、災害時にこれで助かる」ということが言われます。事業者の代表格であるＮＴＴドコモのパンフレット「暮らしとドコモアンテナ」には「災害時・緊急時も、ドコモネットワークが地域の安心をしっかり支えます」との見出しが掲げられています。「阪神大震災の際にも携帯電話で一一〇番通報し、全壊した家に閉じ込められた家族を救出できたという報告もあります」「断線のあり得ない携帯電話は、災害時にも活躍します。ドコモアンテナをはじめとしたネットワーク設備は、当然の使命として耐震性にすぐれた設計になっています」等々説明しています。いち早く被災地には移動基地局と移動電源車が派遣されるのだということです。

また携帯電話事業者は基地局アンテナを建設する際の住民への説明などでも「緊急時に役に立つ」「公共性も高い」ということを必ず理由として挙げています。

ある国立大学の防災の専門家の先生は、阪神淡路大震災の時に「携帯電話が今のように普及していたら死者は半数ですんでいたはずだ」と語りました。

災害時・緊急時も、ドコモネットワークが、地域の安心をしっかり支えます。

大規模災害対策

生命を救う携帯電話。ドコモアンテナは、災害対策設備です。

阪神大震災が証明した、携帯電話の機動性

「地震発生直後から、携帯電話はかかりやすかった」

阪神大震災の被災地でよく聞かれた言葉です。携帯電話で110番通報をし、全壊した家に閉じこめられた家族を救出できたという報告もあります。

断線のあり得ない携帯電話は、災害時にも活躍します。ドコモアンテナをはじめとしたネットワーク設備は、当然の使命として耐震性にすぐれた設計になっています。

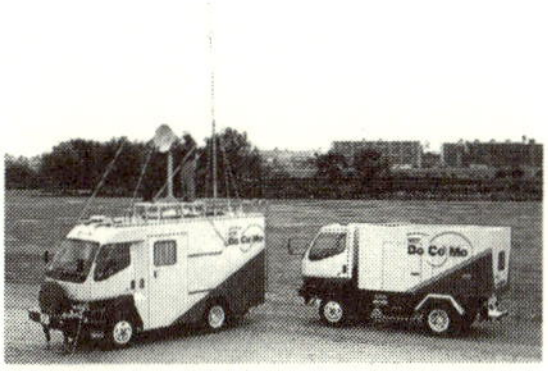

阪神大震災の時、三宮駅前に移動基地局（左）が出動。通常の5倍も殺到した通話をさばくのに威力を発揮した。移動電源車（右）

「大規模災害対策委員会」により、防災態勢を確立

NTTドコモグループでは、「大規模災害対策委員会」を設置し、災害時に携帯電話を十分に活用できるよう対策を講じています。

たとえば、災害時に急増する通話量をカバーするために、移動基地局を配備。また、停電の際は、基地局のバッテリーや自家発電装置、さらに移動電源車の出動により電源を確保します。

また、伝送ルートを多くしたり、複数の交換機を分散設置するなど、万一の場合に備えた態勢がとられています。さらに、同業他社と協力し、被災地を優先して相互接続する特別なシフトがしかれます。

非常時にこそ、通信ネットワークを確実につなぎ、社会に十分に貢献できるよう努力しています。

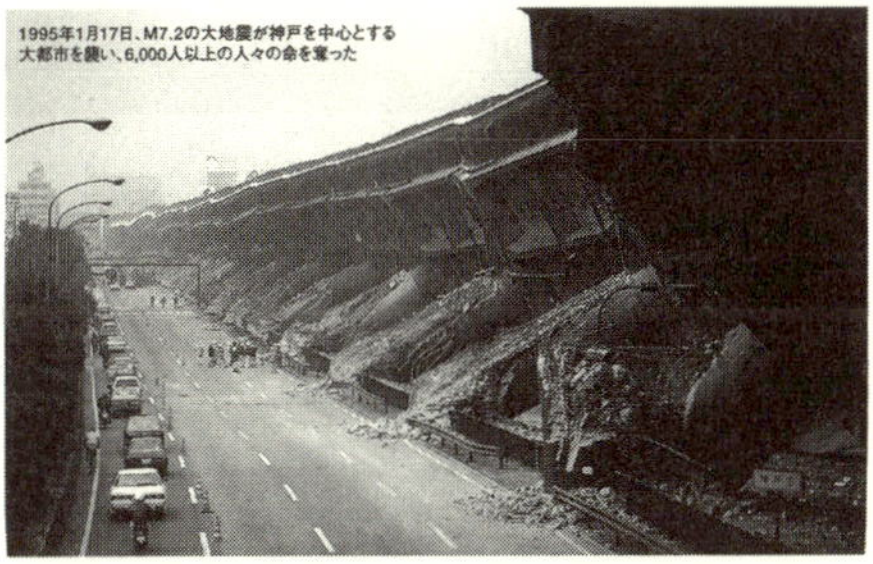

1995年1月17日、M7.2の大地震が神戸を中心とする大都市を襲い、6,000人以上の人々の命を奪った

3

NTTドコモのリーフレット

はたして大地震などの緊急時に本当に携帯電話は役にたつのでしょうか。当時の資料をいろいろ検討してみると、以外なことが見えてきました。よくテレビなどでも数日後に奇跡的に救出というニュースがあると、それが大きくクローズアップされることから、感覚的な誤解が刷り込まれています。実際のところ、数日後の救出は極まれなことで、ほとんどが即死状態というのが現実なのです。

厚生省がまとめた「阪神淡路大震災による人身被害の実態」(厚生統計協会、一九九六年)によると震災が直接の死因(原死因)となった五四八八件のうち、各年齢階級とも圧倒的に多かった死因は、窒息・圧死の四二二四人(七七・〇%)でした。死亡の日時では、地震当日である一月十七日の午前に四四六一人(八一・三%)、午後も合わせると五一七五人(九四・三%)と、ほとんどの犠牲者が地震当日に死亡していたことが明らかになっています。地震直後の家屋の倒壊による窒息・圧死が死亡の大部分を占めていたのです。ニュースで見た奇跡的な救出劇は、まれな例であったからこそ劇的だったのです。

地震直後に携帯電話は通じたか

問題は地震直後に携帯電話が通じる状況であったのかどうかです。大地震の直後に基地局が機能しなくなり、あるいは機能した場合でも多数の通話が輻輳《ふくそう》するために起こる、いわゆる回線のパンクが避けられないことは解決されていない問題となっています。

阪神大震災当日の疎通状況（中村・廣井、1996）

	携帯電話	固定電話	公衆電話
1.電話をかけて、全て相手に通じた	8.9	10.1	27.0
2.電話をかけたが、一部しか通じなかった	55.0	40.9	59.9
3.電話をかけたが、一つも通じなかった	36.1	47.3	11.3

「阪神・淡路大震災教訓情報資料集」（内閣府・(財)阪神・淡路大震災記念協会）によると、地震発生の初日、加入者ケーブル損傷、停電による交換機ダウンなどにより、兵庫県南部地域の全電話回線の約二割が使用不能となりました。携帯電話は一般電話より通じやすかったのですが、外部からの大量持ち込みで繋がりにくくなった、ということです。当然のことながら被災地では安否確認、緊急通信、受話器外れ等のために通話量が急増し、電話回線の輻輳がおきていたのです。記録によると当日携帯が全く通じなかったのは三一・六％となっていて、すべて通じたという人は八・九％だったとあります（上の表参照）。

また総務省が大地震などの際の通信体制について発表した「研究会の報告(注)」によると、緊急通報が無線で行われる場合は優先的に取扱う機能を導入し、災害関係機関では優先端末を利用することになっていますが「現状では、端末と基地局の間の無線区間においては、緊急通報と他の電話の取扱いが同じであるため、著しい輻そう時には、緊急通報でもつながりにくくなるおそれがある」と認めています。そのため、「衛星通信などの多様な通信手段や防災用無線システムなどの専用ネットワーク等を併用して活用することが適当である」と対策を提言しています。解決策がない、というのが現状なのです。それでも当時の携帯電話は今よりも通じやすかったのです。阪神淡路大震災の後、比較的携帯電話が普及した段階になると、小規模な地震でも、携帯電話は繋がらなくなる事態が必ず発生し、その率も高くなっています。

六年後の二〇〇一年三月二十四日、広島県を中心に最大震度六弱を観測した芸予地震では、死者は一人で阪神淡路大震災とは比較にならないほど小さいものでした。にもかかわらず携帯が通じたのは、四・五％だったということです。それより六年前の阪神淡路大地震の際、前に記したように八・九％だったのです。つまりもっと携帯電話が普及した芸予地震のほうがつながりにくくなっていたのです。

（注）二〇〇三年七月一日に発表され大規模地震などの災害時における重要通信確保のための「電気通信事業における重要通信確保の在り方に関する研究会」報告書（座長：土居範久中央大学理工学部教授／慶應義塾大学名誉教授　http://www.soumu.go.jp/s-news/2003/030701_1.html

メールも届かなかった

その芸予地震の際、直後に発信したメールで届いたのは一四・八％でした。四六・三％の人が「全く通じなかった」と答えており、携帯電話の通話や固定電話よりは若干つながりやすい程度であった、と報告されています。携帯が通じないのでメールでも連絡をとろうとすることになりますが、これもうまくはいかないのです。メールはパケット通信という方式をとるため、輻輳時にもつながりやすいと考えられていました。ある携帯電話会社では、芸予地震時、メール交換機の余裕はあったものの、音声通話の輻輳を抑えるために携帯電話端末のキー操作をロックする信号を発したために、メールも利用不能になったというのです。それでも携帯メールが若干通じやすいのは、発信された情報は一旦コンピュータに蓄積されるので、時間をおいていずれは届くことになるからです。しかしトータルでみればあくまで若干でしかありません。このように、メールが災害直後に通じにくい状況は、二〇〇三年の宮城県沖地震（五月二十六日）や、宮城県北部（七月二十六日）の地震でも繰り返されました。

「阪神淡路大震災の北淡町では救出された者の九五％は自力脱出・家族による救出または近隣の助けによるものだった。消防隊によるプロの救出作業は地震後五時間（現着時間）を経過してからであった」（同報告書）ということは、その当時において最も通信機器などを利用しない地域で隣人の直接の手足が人命を救ったことを物語っています。

阪神大震災の後、一九九八年三月から災害用伝言ダイヤルサービスが開始されましたが、これまでもっとも多くの利用件数があったのは約二〇万件の利用を記録した鳥取県西部地震で、ついで八万六〇〇〇件の芸予地震です。

携帯電話会社では二〇〇四年からは「災害用伝言板」サービスを始めました。これで家族や友人がそのメッセージを確認することができる、というのですが、これまでの利用状況を見る限り、このシステムが十分に活用されているとはいえません。実際、災害用伝言ダイヤルを利用した人は、芸予地震で一・二％、宮城県沖地震で二・一％、宮城県北部地震では一・一％に過ぎませんでした（東京大学社会情報研究所が各災害後に被災者に行った調査）。サービスの知名度の低さ、利用方法が分からないこと、そして直接話したいという欲求などが利用の少ない原因であろうということです。たとえば芸予地震の際、利用しなかった理由は「災害用伝言ダイヤルの存在を知らなかったから」とした人が七〇・二％もいたそうです（『災害情報の社会心理』廣井脩・船津衛編、北樹出版より）。ドコモは災害の際の対策に、安否確認が可能な連絡手段としてｉモードで登録・確認できる『ｉモード災害用伝言板』を宣伝しています。その中で「万一のとき、少しでも安心につながるケータイであるために。ドコモは日頃から、確かな備えを進めています。災害発生時にはお客さまにおかれましても被災地への不急の通話をお控えくださいますよう、ご理解とご協力をお願いします」と、最も肝心の時に電話を掛けないでほしいと訴えています。

災害時や緊急時の実態

中越地震では被災地が一カ月不通

二〇〇四年十月二十三日の中越地震は避難者約一〇万人、住宅損壊約九万棟という大きな被害をもたらし、停電の影響は、携帯電話をも不通にさせました。地震後、新潟県内の中継光ケーブルが六カ所断線し、加入電話四四五〇回線が不通になりました。このとき住民が外部との連絡を携帯電話で取ろうと試みてもやはり出来ませんでした。停電地域の基地局はバックアップ電源を利用していましたが、翌日には使い切り、移動電源車も道路寸断のため到着できず、交換機が停止、片貝町全域の約一四五〇回線が三時間程不通になった、と報じられています。

ＮＴＴドコモの携帯電話基地局もケーブル断線のため二〇局が不通になり、併せて最大で計六〇の基地局に影響が出て、山古志村などで電話が使えない状態が続いていました。同村までの道路は崩落しているため移動電源車も使えず、基地局の電源復旧の見通しも立っていない、と十一月一日時点で報じられています。

その後一カ月が経過しても固定電話は復旧の目処も立たちませんでした。ＮＴＴドコモが携帯電話の車載基地局の運用を開始することになったのは地震から一カ月後の十一月二十四日からです（新潟中越地震関連情報ホームページ二〇〇四年十一月二十五日から）。地震直後、避難地域に飛んだ報道ヘリが避難所の駐車場に書かれた文字で事態を知るという有様でした。

阪神淡路大震災の際、家屋の下敷きになっていた生存者が翌日以降の火災で犠牲になった、というはなしがあります。仮にこの状態で携帯が偶然に通じて連絡がとれ、救助される人数を計算するとどれくらいになるのでしょうか。地震後数日の復旧状況によるので計算は不能ですが、少なくとも山古志村のような一カ月不通の事態では携帯による連絡が頼りだった人は一人も救出できなかったということになります。

総務省の「電気通信事業における重要通信確保の在り方に関する研究会」報告書を見ると、災害発生時の輻そう時に、重要通信確保のため、基地局から規制信号を発信して、一般の携帯電話端末の発信を制限する体制作りを行っています。重要通信というものが何なのかはともかく、一般の携帯電話は規制してしまうことが公然と行われるのです。誰がどこで緊急を要するのかは不明のまま、「一般の」携帯は通じなくさせられるというわけです。

携帯電話は災害時、死傷者を減らすためにどれほど役に立つでしょうか。頼れば頼るほど危険に陥ることを示しています。少なくとも国立大学の防災の専門の先生が言う「死者は半減」などありえない、と考えられます。

安易な救助要請が続発する山岳遭難

長野県の田中康夫知事（当時）が、山岳遭難の救助で県のヘリコプター使用の有料化を打ち出した、と報じられました（『朝日新聞』二〇〇四年七月三日）。記事によると、知事は一月「山岳遭難については無謀登山もあるから、お金を取る方法もあるか、検討してくれ」と県の危機管理室に指示しました。その背景には携帯電話による安易な救助要請があるということです。

二〇〇三年、北アルプスで単独登山の男性（二九）が一カ月に二度も県警ヘリに救助されましたが、その要請理由が「テントの中でお湯をこぼしてやけどした」「転んで手を切った」というもので、二度とも携帯電話での通報でした。それでも通報に従い現場に急行しましたが、男性はいずれも元気な姿で両手を振ってヘリを誘導、ヘリの県警航空隊員は我が目を疑ったということです。このほか、「疲れて動けなくなった」との要請で出動したケースもあり、こんな話が後をたたないと同記事は伝えています。

長野県には県消防防災ヘリと県警ヘリ二機の計三機があり、二〇〇三年の出動回数は計一三四件。燃料など年間の維持費は一機あたり約一億円かかるが、前出の二度にわたるヘリ出動でも男性側の負担はなく、民間ヘリだと一時間の救助活動で五〇万円近くかかると言うことで費用負担してもらわなければ、ということが検討されているというわけです。

遭難の際の携帯電話使用について、救助隊は次のように警告しています。「最近、携帯電話による救助要請が増大の一途を辿っている。携帯電話は通話できる所が限定されていることを承知しておく必要がある。主稜のように見通しが効く所で電話の感度が最大値を示していても、地上局の電波を受けているだけで携帯電話からの小出力では通話ができないことが多い。また僅かに場所を移動しただけで通話不能となる所が多い。まして谷間では、先ず無理である」（飯豊朝日山岳遭難対策委員会山岳救助隊）。

つまり遭難に備えて携帯電話を頼りにしてはならないことを説明しています。また、携帯電話の電池は低温に弱く、一度低温にさらすと、急速に電池が消耗し、暖めても元に戻らず、使用できなくなる、ということも冬山などでは要注意だということです。携帯電話は通話できたら幸運と考えるレベル、だというのが山の専門家の見識なのです。

東海豪雨災害では通じるべき時に不通

二〇〇〇年の東海豪雨災害の際には帰宅できず、出先に取り残されて一昼夜を過ごした人たちが多くいました。その人たちの携帯電話はまったく通じなかったと報じられています。「つながりにくい状況」として報じられているニュースでも名古屋市などを中心に、十一日午後六時頃から発生し、そのピークは翌朝十二日午前七時頃の通勤・通学帯だった（『中日新聞』九月十三日付）ということです。

この水害は二〇〇〇年九月十一日から十二日にかけ台風十四号が、愛知県を中心として東海地方に名古屋地方気象台観測史上最大の総雨量五六七ミリ、最大時間雨量九三ミリという降雨をもたらしたことから発生しました。河川では、基本計画高水位を越える大洪水となり、溢水や破堤が生じ、市街地では雨水排水路網が氾濫し、過去四十年間の水害中、最大の被害額が記録されました。また、名古屋という大都市の三分の一が浸水し、場所によっては、二メートル以上の深さの浸水が記録されるなど、伊勢湾台風に次ぐ大きな水害となり、社会的にも大きな衝撃を与えました（注：独立行政法人防災科学技術研究所総合防災研究部門「災害に強い社会システムに関する実証的研究」プロジェクトチームの資料より）。

最も通じなければならないときにその役を果たすことができなかった、というわけです。

ＮＴＴドコモは携帯電話の拡大普及ＰＲの一環として「大地震などの際の防災に役立つ」ということを主張し、大規模な宣伝活動を行っています。

しかし、「たとえばお見舞い電話などが集中すると、一時的につながりにくくなる輻輳《ふくそう》という現象が発生して、通信困難な状態に陥ることがあります。救援活動などの情報伝達には、消防、警察、行政等の優先的な確保が必要です」「通信困難な状況を避けるため、通信量制限などの方法を準備」とか「被災地への不急の通話をお控えくださいますよう」などと説明しているのは携帯電話が実はつながらないことを明らかにしているのです。

大地震の際には、一日以内にほとんどが死亡するというのはデータが示しています。ですから携帯電話がつながるのが一桁の率では、いずれにしても役立つなどとは到底言えません。最近の小地震の際にはもっとつながりにくくなっているわけで、改善の見込みはないと言わざるをえません。

第5章　環境汚染

大量廃棄される電子機器

廃棄されたテレビ、パソコン、携帯電話は電子ゴミ（E―waste）と呼ばれます。アメリカでは毎年四〇〇万トンから五〇〇万トンのパソコンが廃棄物となり、リサイクル業者によって集められ国境を超えていきます。これら膨大なゴミは、金、銀、銅、プラチナなどの高価な金属が含まれることからビジネス・チャンスとなり「中古品」として扱われます。ほとんどが使い物にならないコンピュータなどです。これら電子機器が大量に中国や東南アジア、アフリカなどに運ばれ、金属が回収されたあと、ほとんどが環境を汚染する廃棄物となります。一部分、再利用されたものも早晩同じ運命です。

有害廃棄物貿易の監視をしているアメリカの市民団体「バーゼル・アクション・ネットワーク」（BAN）は二〇〇一年、電子ゴミを大量に輸入し「リサイクル」している中国のグイユ（Guiyu、広東省にある）という町のひどい環境汚染と健康被害を明らかにしています。人々はアメリカから運ばれた中古パソコンを分解し、部品を火で燃やし、金属などを回収する作業をしています。女性が素手で作業し、子どもが廃棄物の上で遊び、汚染物質まみれになっていることが映像でも紹介されています。子供には呼吸器障害や血中鉛濃度の上昇が見られ、川からはWHO基準の二四〇〇倍もの鉛が検出されたと報告されています。この町の人口は一五万人ほどですが、この作業に実に一〇万人が従事しています。

有害廃棄物の国境を越える移動を規制する「バーゼル条約」（一九九二年発効）は、一九九五年に修正条項が採択され「資源改修、再生利用、直接再使用又は代替的な利用に結びつく作業が目的でも禁止」としましたが、これには日本、アメリカ、カナダ、オーストラリア、ニュージーランドなどが反対し批准していません。

携帯電話だけでも二〇〇六年に全世界で一二億台の携帯電話が販売され、その六〇％は一年後に新しいものと買い換えられたと見られています。一般的な消費者の携帯電話利用者の買い換え周期は一年～一年半程度、最前線のビジネスマンなら半年ほどで新品と取り替えているそうです。携帯電話だけでも二〇〇五年までに一億三〇〇〇万台が廃棄され、その結果六万五〇〇〇トンの廃棄物となる、と専門家は見積もっています。

特に携帯電話は小さいので、廃棄物として処理することが簡単で環境に与える影響が小さいかのようにも見えますが、使用されている数が他のものと比較にならないほど莫大です。

日本国内の携帯電話加入契約数は九六〇〇万件（二〇〇六年三月末）で、二年前の八〇〇〇万人（二〇〇三年末累計）から、一六〇〇万人が新たに加入しました。この携帯電話利用者が一年～一年半で買い換えるとすると一年間で引退する携帯電話は七二〇〇万台～九六〇〇万台という計算になります。

しかし、携帯電話にはヒ素、アンチモン、ベリリウム、カドミウム、銅、鉛、ニッケル、亜鉛といった有害物質が含まれています。

パソコンディスプレーに使用されたブラウン管には一台当たり、鉛が二〜四キログラム含まれており、これらは液晶の普及によって再使用の価値がなくなり、取り出されることなく廃棄されています。これから地上波デジタルの普及で廃棄されるテレビも大部分はリサイクルの価値がないものとなっているわけです。

電子ゴミ輸出のからくり

ベルギーの産業用精錬メーカー、ユミコア社はこれらの「電子ゴミ」から一七種類の金属を取り出し、いくつもの複雑な工程を経て一kg、二万四〇〇〇ドルの値打ちがある金を再生します。

ひとつの携帯電話で金などの高価な金属が一ドル分は含まれていますが、しかし、世界中で捨てられた携帯電話のうち、ユミコア社のような再生精錬メーカーに送られてくるのは二〇〇六年でたった一%と推定されています。

アメリカ最大の携帯リサイクル会社リセルラー社（ReCellular）は、四〇カ国、三七五の再生業者に年間一〇〇万台の中古ケータイを卸しています。扱う中古ケータイのほとんどは、大手携帯電話会社が支援する「リサイクル・プログラム」から送られてくるものです。

中国には電子ゴミの輸入ルートがあり、香港の九竜ではヨーロッパからの中古ケータイをパキスタン人や他の移民が輸入しています。以前はその地を独占していたのはナイジェリア人で

平成15年度リサイクル実績と再資源化状況

	回収台数（千台）	回収重量（t）	回収率（%）	再資源化量（t）	再資源化率（%）
携帯電話・PHS本体	11,717	821	24	155	19
電池	10,247	187	21	103	55
充電器	4,387	319	9	75	24

(参考) 回収実績の経緯について

	平成18年度		平成17年度		平成16年度	
	回収台数（千台）	回収重量（t）	回収台数（千台）	回収重量（t）	回収台数（千台）	回収重量（t）
携帯電話・PHS本体	6,622	558	7,444	622	8,528	677
電池	6,133	125	6,575	132	7,312	159
充電器	3,475	234	3,587	259	3,181	228

電気通信事業者協会のサイトから

したが、彼らはより安価なケータイを入手できる広州などへ移っていきました。

使用済み携帯電話は有害廃棄物

通信事業者と携帯電話メーカーなどは「モバイル・リサイクル・ネットワーク」として携帯電話のリサイクルに自主的に取り組んでいます。メーカーが自社内で一〇〇%リサイクルして、海外に持ち出すことをしなければ問題はないということでしょう。ソニーエリクソン社は「有害廃棄物をなくす」ことを表明し、二〇一〇年には有害廃棄物を二〇〇〇年比五〇%削減するという実現目標を掲げています。他にも、無害廃棄物を二〇〇〇年比二五%削減する、無害廃棄物の七五%をリサイクルし八五%を回収する、ということです。こうした目標はグリーンピースなど環境保護団体の行動の成果です。しかし一九九八年の携帯電話の廃棄台数は二六五〇万台（クリーンジャパンセンターの報告）で、一日に換算して約七万台。回収されないもののうち半数が自宅待機、残り約二万台強が日々捨てられている計算になっています。

日本での回収率を報告でみると、二〇〇三年度の携帯電話・PHS本体の回収台数は、前年度実績から三四万八〇〇〇台増加して一一七一万七〇〇〇台でしたが、回収率では五％低下しています（前頁の表参照）。その後の推移を見てみると二〇〇〇年度の一三六〇万台がピークで減少が続いています。二〇〇六年度の携帯電話・PHS本体はその回収台数でも前年度実績から八二万台減少しました。回収率は減少の一途で二〇〇七年度には一二％程度にまで落ちていると見積もられます。

カメラ付き携帯電話やゲームができる携帯電話など高性能な機器の普及によって買い替えし、通話をしなくなっても、まだ使えること、小さいものであるがゆえの安易さ、そして最近頻発する情報漏れを心配していつまでもとっておくということもあります。そうして捨てられるのが先延ばしされ回収率を下げる原因になっています。いずれは廃棄されるわけで、他の電子機器の廃棄も合わせ、環境汚染に大きな割合を占めることになります。

ドコモは「エコケータイ」と称したものを発売し、特定の機種（N701iECO）を購入すると通話料の一％に相当する金額を自然環境保護活動に活用する、としています。販売時点から二〇〇六年十二月末まで実施されるもので「このケータイで話すと地球が緑になっていくのです」とキャンペーンをはりました。しかしこれでも携帯電話の有害廃棄物が減っていないのが現実です。

有害廃棄物が投棄されるアフリカ

アフリカもまた中古ケータイの大きな市場のひとつです。ここでは電話の七五％が携帯電話であり、今でも年間三〇から四〇％の増加を見せています。道路が悪く集落は点在し、電話線が引かれる見込みもないアフリカでは携帯電話の普及が先になっています。

ナイジェリアのラゴス近辺のイケジャ・コンピュータ村は、輸入されたコンピュータ、ファックス機、携帯電話などの中古電子機器を修理し販売する三つの主要な拠点のひとつで、数千人の業者がこのにぎやかな市場に群がっています。二〇〇五年のＢＡＮの調査によると、町の市場では中古ケータイが間に合わせの部品で修理されて売られ、市場の裏では古いパソコンが燃やされています。処理技術をもたないアフリカでは電子ゴミの処分は深刻な問題になっています。

現地の業者の団体であるナイジェリア・コンピュータ及び関連製品販売業者協会によれば、このコンピュータ村に輸入される電子機器の七五％は修理不可能なガラクタです。ナイジェリアは繁盛する製品修理市場ですが、電子廃棄物を安全に取り扱う能力は十分ではなく、結局埋め立てか不法投棄という結果になります。

さらに、メーカーがアフリカ向けの、最低限の機能だけを搭載した二〇ドルほどの「超低価格携帯電話」を売り出したおかげで人気を落とした中古ケータイは、結局のところ、電子ゴミ埋立地からも締め出され、一般ゴミ扱いされています。日本やアメリカの新しい埋立地のように有害物質が環境に漏出しないように一応設計されているような埋立地は途上国には存在せず、野ざらしにされた電子ゴミは土壌や水や空気を汚染します。

バーゼル会議では有害廃棄物の越境移動及びその処分の規制に関するバーゼル条約が締結されました。しかし、この条約では製品が修理可能の場合、再利用可能な製品として自由に輸出できるので、電子製品の輸出規制についてはザル法です。輸出に関する基準を望む声もありますが、基準を満たしているかどうかを一台一台チェックすることは困難です。アメリカはこの条約さえ批准していません。

中古ケータイを何回でも再利用することは環境にいいことだと思われています。しかし、そのためにわざわざアジアやアフリカに有害廃棄物を送る事態になっているのです。中古品であれば、廃棄物ではなくバーゼル条約が適用されないことをいいことに、実のところリサイクル業者の仲介で有害廃棄物の公然たる輸出が行われているのが現実の姿だと言わざるを得ません。

調査のためにナイジェリアを訪れたＢＡＮの代表者は、地方のいたるところで巨大な電子

タンタルのリサイクル

主な応用製品	利用形態	リサイクル率
携帯電話	タンタルコンデンサ	数％以下
パソコン、テレビ、ビデオ、デジタルカメラ	タンタルコンデンサ	100％以下
真空熱処理炉	ヒータ・レフレクタ	100％以下
化学装置	熱交換器、他	100％以下
超硬工具	工具チップ	数％以下
SAWフィルター等	$L_iT_aO_3$、単結晶	20～30％
成膜材料	スパッタリングターゲット	70％

出典：金属鉱業事業団

廃棄物の山を見たと述べています。人々は電子廃棄物で沼地を埋め、山が高くなりすぎると火をつけますが、投棄場所は決して浄化されません。土地の人々の食糧である鶏やヤギはもとより、子どもたちも廃棄物の上を裸足で歩き回っている、というのです。

結局、電子機器はどこに行っても最終的には汚染と資源の枯渇を招くものとなっています。特にパソコン、携帯電話などの買い替えの周期のスピードが汚染を確実なものにしています。

「都市鉱山」と呼ばれる使用済み携帯

タンタル、パラジウム、インジウムなど携帯電話やパソコンに使用される希少金属（レアメタル）は需要の急増で高騰しています。これまで主要輸出国であった中国が急激な経済成長で自国に回すようになったためです。これを背景に、「都市鉱山」という名前が登場してきました。金やプラチナなどの貴金属類をも廃棄携帯から取り出し、再利用するというものです。

特に日本ではこれらの鉱脈も少なく初めから採掘するより廃携帯は良質な「山」ということで携帯電話は都市に眠る「鉱山」にたとえられています。

金は携帯電話一台からは〇・〇三グラム抽出されます。携帯一万台に相当する一トン分では、約三〇〇グラムにのぼります。金鉱山の鉱石から金を採る場合だと一トン当たり五グラム程度です。

秋田県小坂町の小坂鉱山は一九九四年に約百三十年の採掘の歴史に幕を下ろし、閉山しました。ところが、一九八九年になり小坂製錬株式会社が発足し鉱山時代の巨大な製錬施設を利用して、電子基板からの金属回収作業を行っています。「都市鉱山」に生まれ変わったのです。基板を粉砕し、輸入鉱石とともに炉で製錬し、改めて銅や金銀、パラジウム、ビスマスなどの商品にしています。現在、関連会社が精錬技術を確立し、別子（愛媛県）、足尾（栃木県）と並ぶ日本三大銅山と称されるに至っています。ここには年間一一万トンの原料が持ち込まれます。輸入鉱石が七割で、残りの三割がリサイクル原料だといいます。

埼玉県本庄市の金属回収会社はメーカーから買い取った電子基板などから金を抽出する技術を持っていることが売りものです。敷地面積は六〇〇〇平方メートル、工場の入り口には、パソコンやテレビなどの家電製品に使われた電子基板のスクラップや、中古の携帯電話を積んだ大型トラックが列を作っています。

工場内にずらりと並んだドラム缶には、むき出しの基板が満タンに詰められ作業員は金づちなどを使って電子機器を解体し、基板部分を取り出します。

基板の表面から金をはぎ落としたり、薬液につけて溶かしたりして抽出し、一一〇〇度以上に熱した釜から鋳型に流し込まれます。再生された金は純度九九・九％。まとめて三キロ・グラムの延べ棒に鋳造します。価格にすると一千万円近くになり、主に金の流通市場に売っているとのことです。電子基板一トンから金が五〇〇グラムも採れることがあるといいます。

貴重な金属を取り出す際に生じた有害物質がどのように処理されるのか、廃鉱山の跡に埋められるのだろう、ということです。

足尾銅山、日立鉱山は言うに及ばず、鉱山と名がつけば例外なく公害を発生させてきました。これら過去の鉱山の環境破壊が予想外の大きさであったことを見ると、「都市鉱山」などとリサイクルを奨励して大量消費を容認することが、どのような結果をもたらすのかを検証しなければなりません。

生産の段階からの環境問題

ゴミとなった使用済み電子機器の問題もさることながら、さらに大きな環境負荷となるのは生産過程で生じる廃棄物です。資源の採掘の際には緑の山を切り崩し、田畑や川などを汚染し破壊し、流通の過程で運搬に化石燃料を消費します。この資源の採掘・精製の際に廃棄される物質量や輸送・加工など製品を製造するすべての段階にかかわる物質量を示す指標を「エコ・

リュックサック」と呼んでいます。

ある素材や製品一キログラムを得るために、鉱石、土砂、水その他の自然資源を何キログラム自然界から動かしたかについてみると、例えば、石油だと〇・一トン、石炭は六トン、セメントは一〇トン、鉄は一四トン、金は五四〇トン、ダイヤモンドは五万三〇〇〇トンという量でした。つまり生産されたものよりもはるかに重いリュックサックを背負っていることになります。

この指標から、日本をはじめとした先進国の生産・消費活動は、途上国等の他国の土地利用や、他国で発生している環境負荷に依存しており、南北の公平のためには、他国への依存を抑制すべきことが提起されています。ちなみに、一台のパソコンの場合一五〇〇キログラムを背負っています。

さて、携帯電話が製品になるとき、この生産で排出される天然の資源は、七五キログラムと計算されています。年間に八〇〇〇万台分を掛け算すると、どのような環境負荷を日本人だけで地球に与えていることでしょうか。

「ITで環境対策」といった言葉を見ることがありますが、使用済みケータイの回収率が上がらないばかりでなく、このエコリュックサックを計算に入れて言えることなのかどうかです。メーカーは廃棄の段階まで責任があります。「誰でも持っている」製品であれば、資源循環型社会に見合った長寿命化が目指されることが「エコ」につながるもので、新しい機能を付加してまた買い換えさせることを繰り返しているのでは、そう称することはできないでしょう。

また、日本では、国立環境研究所が、国際共同研究に参加して、「隠れたフロー」の分析を進めています。この共同研究では、日本の物質消費量は一人一年当たりで四五トンと計算されていて、うち四分の三が海外で間接的に消費している物質量（隠れたフロー）であるという結果になっています。環境という言葉を使うなら一度買ってしまった製品は長年使用するようにすることが一貫性のある姿勢というものです。

携帯電話の電力消費量

携帯電話はコンセントにつながっていないので意外なのですが、充電のための電力はかなりの量になります。携帯電話の充電用アダプターはコンセントにつないだままだと充電していないときにも電力を消費しています。測定すると、待機時の電力は〇・七五ワット、充電中は約二・五ワットだったとのことです。

仮に三日に一回、二時間半の充電を行い、普段はアダプターをコンセントから抜かなかったとすると、充電のために消費された電力は一年間で〇・七六キロワット／時、待機電力は六・三キロワット／時となる計算。つまり、待機電力のほうが八・三倍も電力を消費することになっています。全国の携帯電話数七三五〇万台を掛けると、待機電力は年間四・六億キロワット

／時という、驚きの数字になります。

携帯を持ち歩く人のうちどれだけが充電しないときはこまめにコンセントを抜くようなことをしているかはわかりませんが、あまり見る光景ではありません。

充電という作業自体の効率が悪く、一回に要した消費電力を計算してみると、六・九ワット／時となるのに、このうちどれだけが実際に電池に蓄えられたのかというと、〇・九ワット／時。つまり充電装置の充電効率は一三％でしかありません。待機電力をも合わせた全消費電力で割り算してみると、一・六％、つまり、全消費電力の六三分の一だけが電池に蓄えられた、という結論になります（計算は藤村靖之著の『愉しい非電化』から）。

そして、すでに世界中で売られている充電式バッテリーの六〇％は携帯電話に使用されています。充電していることで、いかにも使い捨てでなく環境にいいかのような感覚になりますが、現在の充電式バッテリーは臭素化難燃剤と共にカドミウムなどの有毒成分を含んでいるので「エコ」と称することは出来ません。

環境問題に取り組むアースデイなどの大きな催し会場で、環境関連団体のスタッフが携帯電話で連絡を取り合っている光景を見ます。そういう時は多少不便ではあっても、携帯なしで運営してみようとするのが、環境への配慮の第一歩なのではないでしょうか。

第6章　平和を脅かすケータイ

希少金属資源争奪コンゴ内戦で死者四〇〇万人

あまり知られていないことですが、携帯電話の普及によって遠くアフリカで戦争を激化させ住む人たちの命を脅かし、その社会に恐怖を与えているという事実があります。

携帯電話やパソコンの小型化にはタンタル（コルタンとも呼ばれる）という希少金属が小型コンデンサの材料として必要です（次頁の表参照）。携帯電話一台に二〇個のタンタルコンデンサが必要で、二〇〇〇年には二七〇億個生産されたということです。これまでのアルミニウムのコンデンサに比べ六〇分の一の大きさで同じ性能を発揮し、特に携帯電話の小型化が進んだ二〇〇〇年には国際価格は一〇倍に跳ね上がりました。「タンタル」はすずの鉱石に混じっていることが多く、オーストラリア、カナダ、ブラジルなどで産出されますが、ごくわずかしか採掘できません。

アフリカ大陸の中央部に位置するコンゴ民主共和国は、タンタルの埋蔵量が世界第二位(Mineral Commodity Summaries, Bureau of Mines）と言われています。コンゴでの産出量は年間二二〇〇トン（二〇〇〇年）で、これは世界の四分の一を占めています。

この国は以前からいくつかの勢力が資源を巡って争い、内戦が続いていました。近隣の六カ国を巻き込み、これまでにその戦死者は三〇〇万人あるいは四〇〇万人にも上ると言われ、第二次世界大戦以後最大となっています。当事者らが採掘を管理しているため、この国からの採

タンタル需要の推移

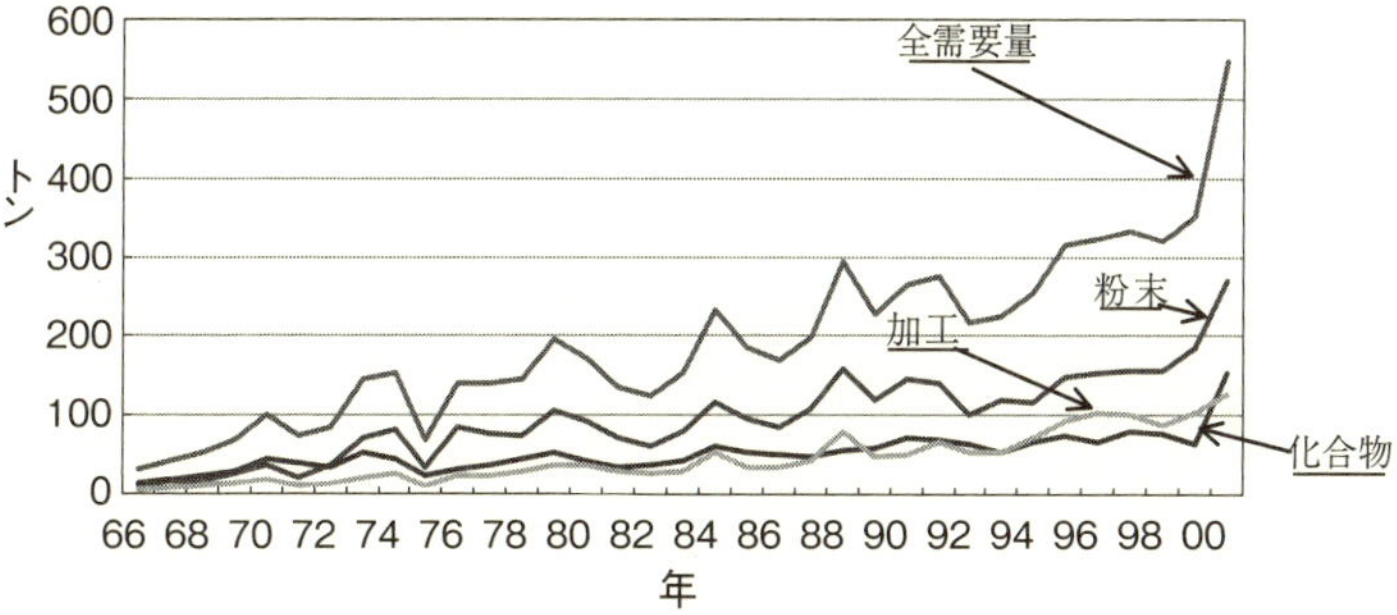

掘量は不明ですが、各勢力がタンタルの採掘によって利益を得ていることが紛争を激化・長期化させている原因の一つとされています。

一九九八年から始まったコンゴの内戦は多くの国民、子どもも犠牲になっています。産地は農業のみの村でしたが畑は長引く内戦で荒れ果て、村人はタンタルを掘ることでしか生計を立てることができない状態に陥りました。とりわけコンゴ東部の人口五〇〇〇人の小さな村には、タンタルの良質な鉱脈が埋蔵されていて、ここは反政府軍ＲＣＤの支配地域になっていたのです。ＲＣＤは二〇〇一年当時、鉱山のほとんどを支配下に置き、その兵力は一万五〇〇〇人、タンタルの利益により装備を整えていました。

タンタルはいったんベルギーの輸入会社に輸出され、その後ドイツとアメリカの精製会社に送られていきました。

「巨大ビジネス唯一の敗者はコンゴの民衆」

ＲＣＤは採掘から輸出までの各段階で税を取り、輸出の段階では一カ月一〇〇万ドルの資金を得るなどしてこの資源を軍事費にしていました（ＮＨＫ二〇〇一年九月二十二日「『戦場のＩＴビジネス』〜狙われる希少金属タンタル〜」から）。

内戦には六カ国が介入していましたが、これらの国は地下資源を持ち出し、自国で生産されたものとして輸出するためでした。隣国のルワンダ政府によるコンゴへの派兵目的は、自国の安全のためとしていますが、実は鉱物の産出のためだったのです。囚人も働かせ、ヘリで鉱石を運び出しました。

国連の報告書でもルワンダ軍の略奪を指摘しています。その総額は一カ月二〇〇〇万ドルにもおよび国家予算に匹敵する額です。国連は略奪物を買わないよう呼びかけていましたが、産地証明は義務付けられていないので効果を上げられませんでした。

こうしたことから、コンゴの貿易商はルワンダでタンタルを仕入れ、コンゴ国内に精製工場を作り、これをヨーロッパに売ることを計画。これに必要な資金は金融詐欺の疑いでＦＢＩの捜査を受けたこともあるアメリカ人が投資を約束、工場がコンデンサを作れば価格は一五〇倍になるというのです。

採掘されるコンゴの村の人々にその恩恵はもたらされることはなく、戦争の脅威にさらされ続けたのでした。実態を調べた国連のリポートは、「多くのものが利益を上げているこの巨大ベンチャービジネスの唯一の敗者はコンゴの民衆である」と結んでいます。

その後も毎月四万五〇〇〇人死亡

一九九九年七月十日に休戦合意が締結され、その後二年間にわたる交渉の末、二〇〇二年二月、コンゴ政府と反政府勢力による「暫定政府」に移管することで合意し、内戦は一応の停戦が実現しました。しかしその後も民兵と国連軍の衝突で死者を出すような事件も頻発していて、国内での人権侵害や略奪などは終息していない、ということです。

国連安全保障理事会は調査の結果、二〇〇三年十月二十三日、「コンゴ天然資源の略奪に関する報告」を発表しました。ここでは、同国の地下資源の収奪が内戦への資金提供と泥沼化を招いていることを指摘、不法収奪を通じて利益をあげている多国籍企業、アフリカ現地企業及び個人一五七のうち一二三を調査し、諸国の利権が絡む希少金属の輸出経路の詳細も発表しました。「不法な武器輸出、天然資源の略奪、それによる利害衝突が内戦と分かちがたい関係を結んでいる」と国連安保理が指摘しています。

このコンゴの紛争が原因で死亡した人の数が、これまでに五四〇万人に上る、と発表がありました（インターナショナル・レスキュー・コミッティー・国際救援委員会／ＩＲＣ、二〇〇八年一月二十二日）。現在も、毎月四万五〇〇〇人という膨大な数の人々が、紛争とそれに関連する人道的危機によって死亡しているということです。

また「国境なき医師団」は「二〇〇七年に報道されたコンゴ関連のニュースは、東部で発生している人道上の危機にはほとんど言及していない。数十年ぶりに民主的な選挙が行われてから一年以上がたち、この地域にようやく安定がもたらされると期待されたが、内戦の状況は悪化している」と「一〇の最も報じられなかった人道的危機」の中のひとつに挙げています。

タンタル採掘がゴリラの生息地も奪っている

かつては金の鉱山があり、今はタンタルの鉱山が発見されている地域は、東ローランドゴリラの生息地です。カフジ・ビエガ国立公園は世界遺産に登録されていますが、紛争で逃げ込んできた難民のため、森の木を伐られてゴリラは食糧と棲みかを失い、さらに森に慣れない兵士達に射殺されるケースもあります。

世界自然保護基金（WWF）によると、カフジ・ビエガ国立公園のゴリラは、一九九六年の調査で約二八〇頭だったのが、二〇〇二年初めにはすでに半分以下に減っています。

国連の調停が成果はあげていない中でゴリラの保護には国連環境計画（UNEP）がWWFなどと協力して取り組む姿勢ですが、他の地域のチンパンジーやオランウータンとは違って、無法地帯に手を出すことは困難です。

またタンタル採掘に従事する労働者が、ゴリラを食用にしたため、生息数が激減していて、東ローランドゴリラはこの五年で八〇～九〇％減少し、残る生息数は約三〇〇〇頭しかいなくなっていると見られています（二〇〇二年七月十一日BBCニュースから）。

また国連のレポートは武器の密輸に関与した企業・個人を実名で列挙したため安保理内部で「極秘」扱いとされており、経済協力開発機構（ＯＥＣＤ）は多国籍企業をリストから削除するか、もしくは疑惑は解決済みであると発表するよう、国連に圧力をかけているとＮＧＯ団体から批判されています。

私たちはこれらの実態を、こうした地域から得られた金属の部品の入ったその機器を手にしながらほとんどまったく知らない状況におかれていたわけです。希少金属タンタルは今日も運び出されて日本などＩＴ革命が進む世界の国々に送られており、和平の行く末が案じられます。

第7章　くらしとコミュニケーション

デジタル画像はアナログよりきれいか

この十数年で音楽CD（コンパクトディスク）、カメラもほとんどがデジタル化しました。今さらそのメリットをここで書くまでもないでしょうが、デジタルのデータは、品質を劣化させることなく保存したり，コピーでき、画像は鮮明だし、音質は良くなったと言われます。

本当にデジタルは音楽では音が良く、写真は画像が美しいものなのでしょうか。デジタル画像も最新の技術で最大限の機能を使えば、もはや人の見た目には区別はつかないくらいにはなっているようです。しかし、その道のプロの人に聞いてみるとその答えはこうです。「デジタルの画像は多くなったが、しかし美しい画像が必要な場面、又は大きく引き伸ばす場合などではアナログの撮影フィルムが使われます。デジタルカメラで感度を最大にしてもアナログ撮影フィルム並みの色つやは決して出ません」。

オーディオの世界でも高音質が要求されるスタジオでは8トラックのテープが使われており、レコードとCDの音を聞き比べれば、アナログのその深みとなめらかな音はデジタルでは絶対にかなわない、とアナログ愛好家はこだわっています。アナログのレコード盤はジャズやクラシックなどではまだ懸命に生き残りの努力が続けられています。ノイズがなくていい音のように聞こえるのはデジタルだからではなく技術が良くなって失敗がないように出来ているからなのだ、という主張です。デジタルのメリットは編集が簡単だということであり、簡単に取り扱いたいからデジタル化が進むことになります。

アナログへのこだわりは、郷愁からの思い込みという部分も多少あるでしょう。やはり音についても、お金に糸目をつけずに究極の技術を用いれば聴く耳はそれに対応できないほどに高い質になっているということです。つまり、もはや音楽でも写真でも、見た目にデジタルとアナログを区別することはできないほどに技術は進んでいるらしいのです。

しかしです。CDのようにコンパクトにした場合、高音域に限界があり、二〇キロヘルツ以上はほとんど再生されません。元々人の可聴域の外ではあるのですが、これがつまらない音になる原因のひとつと言われ、CDが出始めのころから指摘されていました。「スーパーCD」というのも出て周波数を広げたりしていますが、過去に録音したデジタル録音は、フォーマットが違うので、スーパーCDに移し替えられません。しかも音楽ソフトがほとんど出回っていない状態です。CDプレーヤー本体を五〇万円もかけて買ってもソフトが手元に一〇枚ほどしかなければ一枚あたりが高価にすぎてしまい、まるで一般向きではないということです。

消費者が選択したのではないCD

また、デジタルのCDの音をMD（ミニ・ディスク）に録音した場合、その音質はさらに劣化します。CDからMDへの録音は著作権保護のためコピー制限が適用されていて、デジタル情報をそのままコピーはできないシステムだからです。デジタルの最大の利点であるコピーの品質の劣化を起こさないという作業をわざと出来ないようにしてあるのです。マイクやライン入力などからアナログ録音したトラックはデジタルコピーできるのですが、コピー先のディスクからさらにデジタルコピーを行うことはできないようになっています。

これだけを比較すればMDの音質はアナログレコードより相当下だということについて議論の余地はないでしょう。

それなのにどうしてレコード店がCDしか売らなくなるような事態になってしまったのでしょうか。これは消費者や音楽の愛好家たちが自分で選択したものではありません。CD・レコードレンタル業が「横行」して、苦境にたったレコード店と製作コストを下げて儲けようとしたメーカーたちの都合で切り替わっていったものなのです。

音楽がデジタルに代わって良くなったと思い込まされているだけなのです。たとえると本格的なラーメンを自宅で作るのが大変なので、おいしいと思い込まされた「本格」カップラーメンをたくさんコンビニで買ってくるというパターンがデジタルCDの本質です。とりあえず忙しいときは本格的な味など求めないで、手間をかけずに早く食べられるし、保存もきき、添加物が多くその調合が逆においしく感じることもある。一人での昼食などにはインスタントラーメンもいいかもしれません。ロボット職人回転寿司屋といった店があれば早くて安い、とはやりそうです。

しかし誰かとすしを食べるなら目の前で職人が握ってくれる店がいいに決まっています。

そばにしてもぜいたくを言えば手打ちがいいですね。本物を食べたい場合は、自分たちでそばの種を蒔き、育てたそばを刈り取り、それを石臼で挽いて粉にし、それをうって、できたてを特性のつゆで食べるとこれが最高の昼食です。それも打ちたてでなければいけません。しかし何カ月も働いて実るのを待ち、作って一食分にしかならないのでは毎日の生活の中では無理です。つまり簡単な方法が広まると本物を味わう機会も失い、その存在さえも忘れられてしまうということです。だがそれでも本物を食べようと思えばその機会がまだないわけではありません。しかしCDはそのような選択の余地を奪うという形になっています。デジタル化は実は私たちの選択の幅を狭くしているのです。

デジタルデバイド

デジタル化は家電製品や交通、流通を変化させ生活に否応なしに組み込まれていきます。そこで生じるのがパソコンやインターネットなどを使わない者と、使う者の間に生じる待遇や機会の格差で、これが「デジタルデバイド」と呼ばれて問題とされています。

「若者や高学歴者、高所得者などが情報技術を活用して、ますます高収入や雇用を手にする一方、コンピュータを使いこなせない高齢者や貧困のため情報機器を入手できない人々は、より一層困難な状況に追い込まれる。いわば、情報技術が社会的な格差を拡大、固定化する現象」というのが定義です。ＩＴの普及についての国家間、地域間の格差を指す場合もあり、先進工業国が情報技術によりますます発展する一方、アフリカなどの途上国が資金難や人材不足、インフラの未整備などで情報技術を活用できず「置き去り」にされ、経済格差が拡大する、という懸念になっています。

たとえばデジタルのメリットとデメリットについて次のように述べられています。メリットとは、情報の圧縮、加工、蓄積が自由にできる、情報は、デジタル加工によって同時に大量にしかも劣化することなく送受信することができる、また、インターネットとの融合で、さまざまな情報、サービスが受けられるようになる、というものです。一方、デメリットとしては、新しいメディアの登場や情報端末の高機能化は、さまざまな情報をはんらんさせ、その結果、利用者が自分の必要とする情報になかなかたどりつけないような事態。人気の集中するソフトばかりが放送され、チャンネルの数が増えても選択の幅は必ずしも広がらないということも起こる。経済的な余裕がないために、あるいはデジタル機器の操作が苦手なために、情報社会から取り残されるデジタルデバイド（情報格差）がおこり、その解消も大きな社会問題になっている——というものです。

このデメリット部分はデジタル地上波放送の議論の中で出されているもので、PRの際には決して放送されず、普及のための懸念としてその対策をどうするかについて表明されているのです。

もともと、デジタルデバイドは、貧富や機会の差が激しかったアメリカで問題となったもので、地球規模の新たな問題として注目されています。

しかし生活していく側からみると、問題はＩＴを使いこなせない者をどのように救うか、ではなく、老若男女すべてがＩＴ社会に参加し、カードなしには街を歩けなくなり、交通から高齢者や弱者を排除していこうとするようなシステムが進んでいる、今の社会の事態としてとらえる必要があります。

仕事がストレスだけになっている

携帯、パソコンをはじめとしたデジタル社会になり、「使いこなせない高齢者」は置き去りにされても、使いこなせる若者にとっては快適な社会となっているのかどうかです。

携帯によって私たちの何が変わったのかと、いろいろな人に意見を聞いたところ、「仕事で公私の区別がなくなった」という話が特に目立ちました。

勤め人は携帯を会社から与えられ、家でも連絡がとれるようになっています。私用で使うと履歴でチェックされ、アフター・ファイブに羽をのばすことなど到底できなくなっているということです。

これまでも公務員でもなければ、サービス残業をさせられて休まる時間を奪われていることは多々ありましたが、それも終業時間がやってきて家に戻ればそれなりに自由になれたものです。しかし今では家に帰っても、体も意識も仕事から離れることができません。会社に出勤せず自宅で仕事が出来るとして個人の効率もよくなるように言われます。実際は公私の区別をなくして、精神的に四六時中休むことができなくなっているのが実態です。

仕事に責任を持ち、主体的にやりがいのある仕事をしているなら、それもそうストレスにならないでしょう。しかし、多くの人が仕事をそうそう選べない今の世の中では携帯という、無駄な時間をなくすための道具によって、私たちは私的な時間もなくしているということになります。

地方では、若い人向けの仕事が少ないことから誘致された企業に、例えばコールセンターという施設があります。パソコンメーカーなどがユーザーのクレーム電話を受け付けるための会社です。それはメーカーの下請けであり、本来の改善のためのクレームを受付けするために作られてはいないようです。若い人たちがそこで働くものの、とにかく苦情を受け流して三十分でも一時間でも聞き続けなければなりません。ののしられることもあり、ストレスからすぐにやめる人も多く、定職率は悪いそうです。

楽しい仕事など世の中にはない、ということですが、なんらのやりがいもなく面白くなくなっているばかりでなく、起きている間中、その仕事のことが頭から離れないというのではやりきれません。

パソコンや携帯電話がたくさん売れる今日このごろは、世の中の仕事という仕事がストレスの多い、かつつまらないものになっていると言えるでしょう。

店で食べ物を売る仕事も効率が良くなくては立ち行かず、だから安価なスーパー、コンビニなどで会話もないお金と商品の交換になって、コミュニケーション全般が希薄になっていますが、それが加速されているようです。

情報過多で感性が鈍化

今の情報社会を語る論文などを見ると、大方が「今や、時代は変わった。インターネットの普及で、世界のどこにいても日本の最新のニュースに接し、誰とでも情報のやりとりができるようになった」「ネット上の情報環境に関して言えば、日本と外国の差はほとんどなくなった」等々と書いています。いかにもその通りのようにも思えます。

ドイツなどヨーロッパでは日本のように北朝鮮など東アジアが話題になることはほとんどなく、アフリカに関するニュースはそれなりに頻度が高いそうです。逆に原発事故のニュースなどドイツで連日報道されているような事件も、日本ではまったく報道されていなかったことが多々あります。

私たちの周りは情報が過多になっていて「情報がデフレを起こしている」との指摘があります。必要のない情報も、気づかないうちに多く受け取ってしまっていて、ネットの情報の価値は年々落ちている（高橋剛「ヤバイぜっ！デジタル日本」）というのです。つまりインターネットからの情報の量は数年で千倍にもなっているのに、我々の頭の中の情報処理速度はそれほど発展していない、と。

インターネットは能動的な個人にとっては限りなく情報を得やすくなったのですが、社会総体としては、自分自身の近いところだけにしかない、狭くなった情報網ということになっている傾向があります。関心のある仲間だけが知りえる事実も、受身になっているとほとんど知らないままです。知ろうとする欲求も得られるべき感性も鈍化していきます。

この状態に対して高橋氏は「情報ダイエット」を提案しています。「思い切って、情報量の多い、インターネットか携帯電話、もしくはテレビ、このうちひとつをやめてみるのはどうだろう、というのです。そしてご本人は数年前にテレビをやめたそうです。

携帯電話、またメールについても連絡をする相手は九割近くが同居している人か、日常的に顔を合わせる人だということです。学生の生活は私的で親密な集団で連絡を取り合っており、企業人は企業人の中でと、集団が分離しコミュニケーションも集団内に閉じられる傾向があるという分析があります。これによって集団の間で相互に不理解が生じている、と見られています。

電車の中は少し前には本や新聞、雑誌など読む人が多数であったのに、今はひたすらメールを送受信している人ばかりになっています。自己の関係者とのコミュニケーションに埋没している人が多くなっているのです。つまり携帯は私たちのコミュニケーション世界を狭めたものとみられるのです。

日常生活に必要のない携帯電話は使わない

携帯、インターネットなどのデジタル問題について書いてきましたが、これは少数派のぼやきのようなものでしょうか。携帯電話の電磁波の影響や依存症、中毒は個人の問題なので使わないという判断で回避しようと思えば出来ます。しかし使わない者にとっても放っておけない問題があります。避けようとしても避けることのできない迷惑なことが数々あるのです。それは基地局アンテナの電波の問題、電車の中もうるさい着信音や会話もさることながら電磁波が蔓延する問題、そして交通事故のリスクの増加、地球環境の汚染、そして平和が脅かされる事態です。

電磁波問題では、子どもに使用させていいのかどうかを考えると、安全性は証明されていないこと、特に長期に使用した場合の危険性を踏まえると正しい判断は過去の事例に学びたいところです。その判断は親に委ねられています。空気や水の汚染や薬品などとの相乗効果についてはまったくわかっていません。

「今となっては必需品」と捨てることをしないのは子どもの安全、という理由のようですが、しかしこれも実は捨てられない理由付けで、親子が持つ理由は実は他のところにあるのでしょう。

以前、電磁波は問題なしという趣旨で「危ないというニュースは目立つが、リスクはないという報告は報道されない」とする新聞記事がありました。これを緊急時の携帯の問題で言うなら、「携帯で連絡がついて助かった、というニュースは目立つが、携帯が通じないで助からなかったり、逆に危険に陥った事例は報道されない」となるでしょう。山に登るなら頼りにしてはいけない、と明確に安全確保を考えるべきであるし、地震などの自然災害の際にも役立つというのも幻想であり、頼りにしないほうが安全だということなのです。それを「緊急時に役立つ」とPRすることはリスクを増すことになり、「役にたたないから頼ってはいけない」と日常の防災知識の中に徹底することが必要です。

携帯の蔓延が作り出した社会の構造の変化は、持たない者も巻き込み、学校の教室は混乱し、防災対策の基本も機械に頼って危ない目に会うのは皆一緒という事態を招いているわけです。

環境のこと、地球温暖化のことが話題になりますが、この問題を語る人が携帯電話を使用していると説得力に欠けます。テレビ番組でも環境に関する特集が組まれることも多くなりましたが、地上デジタル放送への切り替えで大量のアナログテレビが捨てられることになる問題は全く放送されません。そして携帯問題を語る人も減り、リスク情報は出てきにくくなってきます。平和問題でもそうです。

現実の生活の中では電気を使用し、車に乗ることをゼロにすることは難しいことですが、「できるところからしよう」とするなら、まず日常生活に必要のない携帯電話を使わないというところからしてみるのが、「現実的」な第一歩かと思われますが、いかがでしょうか。

あとがき

「少し前の生活に戻っただけです。何のことはありません。」とあるペンション経営者からお知らせの手紙を頂戴しました。この方の場合、携帯電話の他にもパソコン、インターネットも止めてしまいました。お手紙の内容の一部を紹介しますと。

「パソコンは一時期は三台あり、プロバイダーも二社契約、ホームページも外注で同時に三つ製作して相互リンクさせていました。しかし、これも不便かつ時間の浪費、体調不調のもとでした。アクセス数もほとんど伸びず、自分でアクセスしたものも含めて一年で一〇〇〇位しかなかったのです。これで稼ごうと思えばどんどんネット広告料などをつぎ込まねばならない、あり地獄のような実態にあきれてプロバイダー契約は切りました。インターネットをやっていた頃はこれがない生活があり得るのだろうか？　と思いましたが、実際ないと本当に体が楽です。しかもまったく何も困りません」

　利用する側の感覚からすれば、泊まってみなければわからないので、ホームページはいわばレストランの詳しいメニューのようなものなのでしょうが、看板やメニューにつぎ込み過ぎて本来の魅力を失うようなことになるというのでは、逆効果だということでしょう。本当に貴重な情報は安易にインターネットで得ることはできないというわけです。

ノンフィクション作家の柳田邦男氏は、急激なIT技術によって日本人から感性を喪失させていく実態などの具体例を示し、「失うことが大事なものである場合には、便利さ、効率のよさのほうを犠牲にする。その選択の大切さを絶えず意識して、自分のライフスタイルを決めていくことが二十一世紀の生き方だ。少しぐらい不便でも大事なものを手離さない生き方を『ちょっとだけ非効率な生き方』と呼ぶことにしよう」と提案しています。

歳をとると新しい技術に付いて行けないから若さへのひがみも交じって携帯などに反発しているのだ、という見方もあるでしょう。確かにそういう面もあるかもしれません。しかし、大学一年生で携帯電話を持たないという女子学生に遭遇、彼女が携帯をもたない理由とは、「人と向き合ってする会話を大事にしたいから。出会うということのすばらしさ（縁）を大切にしたいから。できるだけ物はもたないほうがいい、本当に重要なもの以外は持たないほうが幸せになれると知っているから。情報の渦に泳がされたくないから。どの時代どの場所にあっても『変わらないもの』を見つけたいし、見ることができるようになりたいと思います」と話してくれました。

若い人ほど電車の中のマナーに気を使っている例もあります。マナー違反には老若男女の区別はない、と思われます。

区別するなら人の環境への対応の感覚であって、映画「ＡＬＷＡＹＳ　三丁目の夕日」の郷愁が、懐かしいがもうあの頃には戻れない、と思うのか、携帯、ネットに溺れている事態から抜け出そうとするのかで大きく分かれると思われるのです。

この本を書き始めてから実は三年以上が過ぎ、ようやく完成にこぎつけました。書いている間にデジタル機器の状況が刻々と変わっていくので、まとめに入るとまた初めのほうの書き直しをしている、というような繰り返しでした。振り返ってみると、それはまさにデジタル機器の変遷、ハイテク社会に振り回されてしまったことも原因であると思わざるをえません。

完成に至らしめていただいた緑風出版の皆様に深くお礼申し上げます。

[著者略歴]

懸樋　哲夫（かけひ　てつお）

1972年、法政大学法学部卒、1993年、高圧線問題全国ネットワーク（現、ガウスネット）を結成、代表。電磁波情報紙『がうす通信』を15年にわたり発行（2008年6月現在91号）。

著書（ネットワーク編を含む）に『高圧線と電磁波公害』（緑風出版）（『電力線電磁場被曝』(緑風出版、翻訳)、「ザルツブルク国際会議議事録」（翻訳)、『ＩＨ調理器と電磁波被害』（三五館）など。

デジタル公害《こうがい》——ケータイ・ネットの環境破壊《かんきょうはかい》

2008年6月20日　初版第1刷発行　　定価1700円＋税

著　者　懸樋哲夫©
発行者　高須次郎
発行所　緑風出版
〒113-0033　東京都文京区本郷2-17-5　ツイン壱岐坂
[電話] 03-3812-9420　[FAX] 03-3812-7262
[E-mail] info@ryokufu.com
[郵便振替] 00100-9-30776
[URL] http://www.ryokufu.com/

装　幀　堀内朝彦
制　作　Ｒ 企 画　　印　刷　シナノ・巣鴨美術印刷
製　本　シナノ　　用　紙　大宝紙業　　E2000

Printed in Japan　　ISBN978-4-8461-0807-6　C0036